大展好書　好書大展
品嘗好書　冠群可期

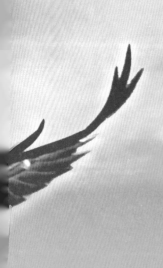

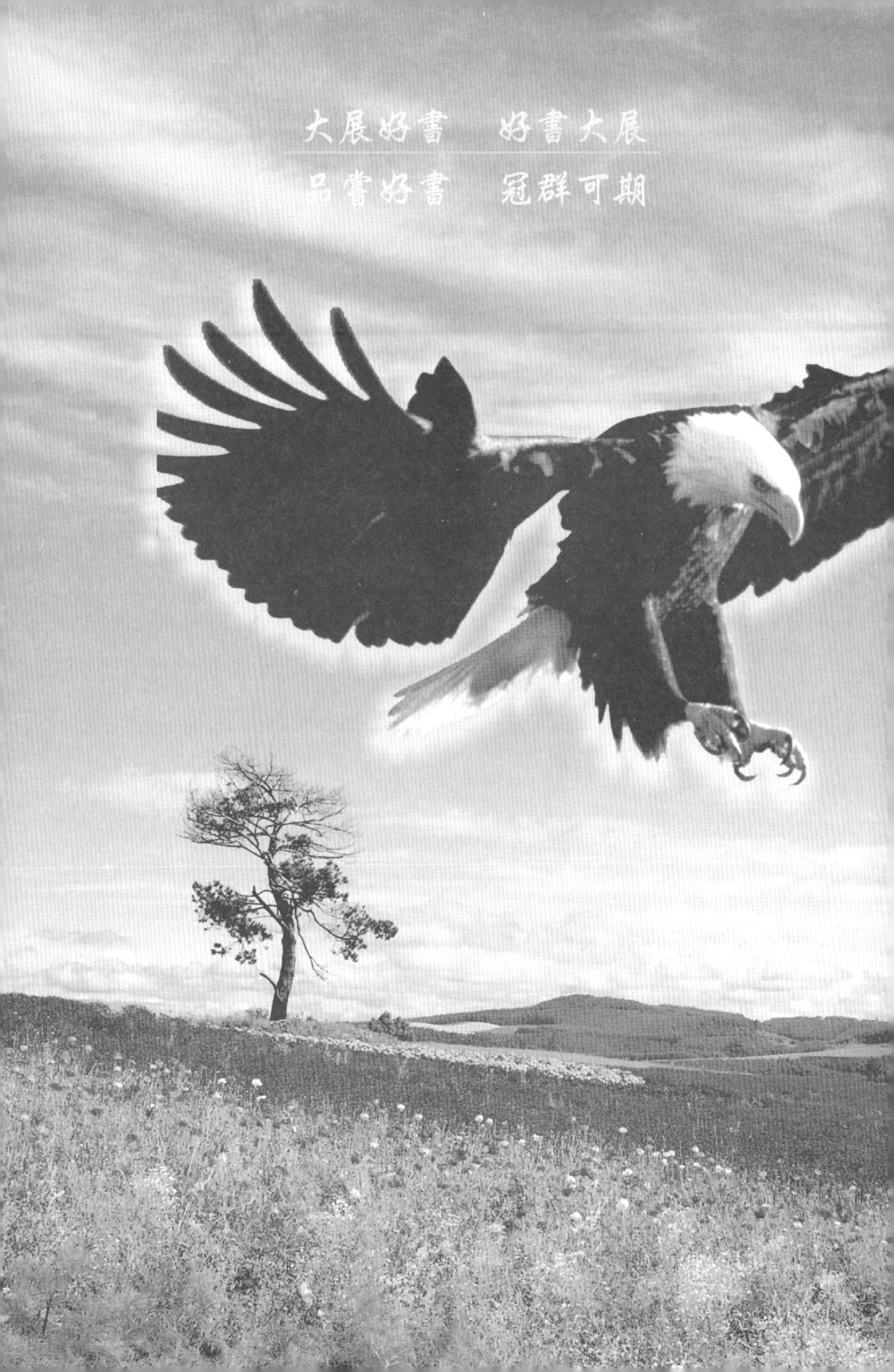
大展好書　好書大展
品嘗好書　冠群可期

壽世養生 ㉙

起死回生

氣療養生術

李芳黛 編譯
郭伊瑩 整理

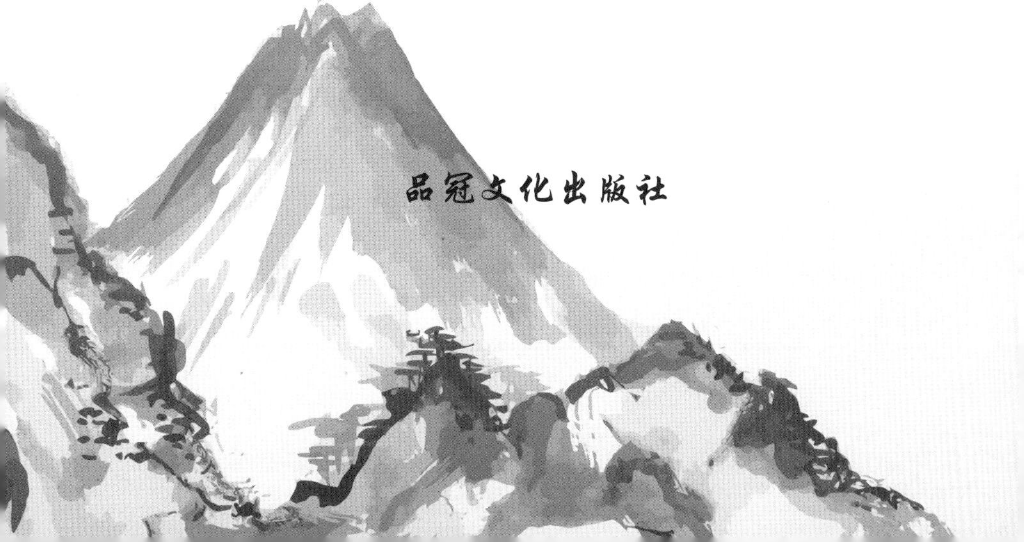

品冠文化出版社

前言

接觸「氣」，是在一個偶然的機會裡。

研究精神醫學的醫療團隊在一次午餐中，一位同事邊喝咖啡，邊有感而發。

「為什麼有些患者好醫，有些患者難醫？進行相同的檢查，配合患者的體質施行手術、投藥，給予萬全的治療體制，恢復狀況卻各個不同，是運氣好壞，或是人類的命運根本就掌握在神明手中呢？」

同事嘆了一口氣，顯出對於生命的無力感。

另外一位同事，以堅定的口吻接續話題。

「這也是無可奈何的事情，就像有些人容易生病，有些人不容易生病。我們能做的，就是提供眼前病苦的患者最佳的治療。」

又有一位同事附和。

「的確如此。但隨著醫療技術的發展，以及藥品、檢查機械、手術方法的快速進步，最重要的人本身卻毫無發展與進步，人的生病能力遠勝於自然治癒能力，真是不可思議。多希望每個人都能夠健康的活著，但實際上卻只是壽命的延長罷了。」

第一位揭開話題的同事微微點頭。

「與其說是壽命延長，不如說是壽命被延長，尤其病患更是如此。」

他停頓一會兒繼續說道。

「當然，延長的生命是當事人的，我們只是確保病患的生命延續。」

「因為我們是人，所以非得盡全力開創人生不可。因為一個人太辛苦了，所以必須有同伴。如果能夠成為仙人長生不老，就什麼都不必擔心了。」

醫療團隊趁著午休時間討論這個話題，沒有人因為被打擾而不悅。

「如果能夠成為仙人」，這句話始終在我的腦海裡縈繞。他們美國人對於「成為仙人」的想法來自何處？……我開始對這個領域產生與趣。

成仙就不會生病，而且具備常人沒有的能力，甚至不論何時何處都能隨心所欲。「仙術」的想法不斷的在腦海裡奔騰。於是我決定以仙術為主題，用仙術解釋創造健康的方法，從中醫的觀點尋求心理學與精神醫學的統合。

「氣」是人類與一切生物具備的生命能量或動力。宇宙間的一切事務，均是「氣」的運行與變化的結果。其集大成者為氣療法。

將「氣」的效果活用至最大限度，讓患者住院，針對心理學、精神醫學的領域，採用獨創的方法進行治療。即使不成仙，氣療法也能夠創造出拒絕病魔的肉體與靈魂。祈願眾人習得氣療法，達到身心健康的目標。

目錄

第4章 運用氣療法開發潛能

第1章

能夠起死回生的七個穴道

探索神秘穴道的漫長過程

「還缺什麼…………？」

我的人生在摸索還缺什麼的過程中，花費了許多寶貴的時間。就讀大學期間，我一頭栽進犯罪心理學的領域。為什麼會發生犯罪事件？…………犯罪者分為兩種類型，一種是普通人某日突然鬼使神差犯罪；另一種是有犯罪傾向的人當然性的犯罪。換言之，區分為「他怎麼可能…………」「他那種人當然…………」兩種類型。

即使像我們一般平凡的人，多少也會有一些犯罪傾向，偶爾出現「想殺了他」「想偷拿」「想騙他」的衝動，但都僅止於一時氣憤的想法，幾乎不會真正付諸行動，因為某種抑制力阻止我們這麼做。

重點就在「某種」抑制力，許多學者主張「某種」抑制力是理性或知性，也有人認為是教育、幼兒體驗、環境因素等等。

就算研究犯罪心理學，詳細調查犯罪者，歸納出一定的模式，也不代表這些犯罪要素必然導致犯罪結果，不論任何犯罪要素都不能和犯罪畫上等號。

如同每個人都有癌細胞，卻不是每個人都會罹癌。

再大的犯罪要素，只要讓他跨越的「某種」因子不存在，便不會發生犯罪。因此，若無法歸根究底找出「某種」因子，便不得而知犯罪的根源何在。

大學畢業後，我赴美繼續研究犯罪心理學，加州大學系統將犯罪心理學歸類於心理學的領域，因此我取得心理學博士的學位。接著我轉赴明尼蘇達州聖托馬斯大學繼續研究工作，在這裡，犯罪心理學屬於精神醫學的領域，於是我取得醫學博士學位。

不斷累積的知識和研究成果，並沒有解開「某種」因子之謎。但是在與大量犯罪者面談，進行心理治療的過程中，我發現幾乎所有的犯罪者都有「鬱滯」的情況，即使經過面談分析自己的犯行，表現出反省、正面思考的態度，卻仍然在某一點呈現「鬱滯」，無論任何治療都無法解開這個結，大部分的犯罪者不會注意到這一點，那是在無意識的狀態下產生的執著。

言詞和知識在這個領域顯得無能為力。

只要解不開這個結，則不論如何進行學術上的研究，都無法拯救犯罪者，也無法防止犯罪發生。

研究學問的同時，跟隨意義治療學會的皮克多爾·法蘭克博士學習人類預防醫學，以及有氣運動創始者肯尼斯·古帕博士的健康醫學。

過程中，我感受到生命前所未有的蓬勃朝氣、光輝燦爛。

因為對於中醫興趣濃厚，返國後學習東方醫學，並赴中國廣州醫學院、香港中醫學院繼續鑽研，獲香港遠東醫藥學促進會頒發中醫學博士學位。

期間學習包含針灸、氣功、漢方醫學等，東方醫學的所有知識和技術，過程中陸續掌握到一直以來探索的，有關犯罪者的「某種」因子。我終於了解，「使人犯罪的某種因子」，不僅存在於犯罪者身上，也存在於一般人身上，大家認為靠理性或知性抑制的那條線，幾乎不存在。

總而言之，任何人欠缺某種控制因子，都可能在下一個瞬間犯罪，一般人也和犯罪者一樣存在「鬱滯」，控制的那條線不是理性和知性，而是「鬱滯」的強弱。那麼，為什麼會產生「鬱滯」現象呢？

面對疑問，接下來進入尋找答案的階段。

讓「某種」因子釋疑的神祕穴道

學習中醫期間，某日到某中醫院視察，同行的弟弟突然昏倒，因為身在醫院，周圍盡是名中醫師，所以驚訝之餘，並未過於慌張。瞬間我們合力將弟弟抬上床。

弟弟停止呼吸，脈搏微弱，瞳孔放大，情況非常危急。

黃皓庭醫師，不慌不忙地用力往弟弟的眉間灌氣。

瞬間，臉色蒼白像死人般動也不動的弟弟，忽然坐了起來。

環視周遭，弟弟完全不知道自己發生了什麼事，周圍的人驚訝地詢問他：「還好吧！」

「我在桃花盛開的林間散步，接著聽見有人叫我……………」

這大概就是臨死體驗吧！黃醫師簡單交代了幾句話，表示「沒問題了」，便先行離去。

休息十分鐘，我們繼續行程，弟弟當然也和我們一起行動，絲毫不受影響。

這次經驗撼動了我，學習中醫讓我充分了解經絡、穴道和氣的存在，對於氣功也認識頗多，但完全沒想到，只刺激一個穴道一次，竟然能夠讓人從死亡般的狀態甦醒……………。莫非，這就是我尋求多年，消除「鬱滯」的方法。

每天跟在黃醫師身邊學習，希望有朝一日能夠精通穴道療法。好幾次，我親眼目睹醫師利用穴道療法治療患者，被家人抱進診間的男子，接受治療後自己步行返家；被媽媽抱來的瀕死狀態的幼兒，經過治療後活蹦亂跳。

住院中突然心臟停止跳動的啤酒廠重要幹部，治療中逐漸恢復血色，甦醒過來。

「究竟是利用什麼穴道呢？」

「可以說是能讓死人甦醒的神祕穴道…………」

黃醫師冷淡的回答。熬不過我的苦苦哀求，黃醫師終於答應教我穴道療法。

「這是老師直接傳授的技術，翻遍任何文獻均找不到相關記載，因此不但沒有名稱，施行技巧也完全經由口述。同樣的教法，不見得每個人操作的方法都一樣，所以光是了解並沒有太大的意義。」

聽醫師這麼解釋，我更加想深入了解。或許學會這個方法，便能夠消除我長年以來探索的，使身心「鬱滯」的「某種因子」……。

弟弟的情況是從眉間治療，但因患者病況不同，治療部位也隨之改變，頭部、腹部、腳部都有。從每日記錄的資料發現，治療部位集中在七個區域。

「只針對這七個區域就夠了嗎？」

「絕對足夠。」

「我就教你這七個區域，但了解並不代表就會實際操作。」黃醫師再度提醒。

七個區域如十八頁圖示。

如醫師所說，即使了解位置所在，不懂操作方法也沒用。就我見習所得，灌氣的說法比刺激穴道的說法更貼切，每個人氣的程度不同，我的氣和老師的氣就有差異。的確，知道是一回事，臨床又是另外一回事。

但對於求知若渴的我而言，知道這七個區域的存在，已經受益匪淺。回國

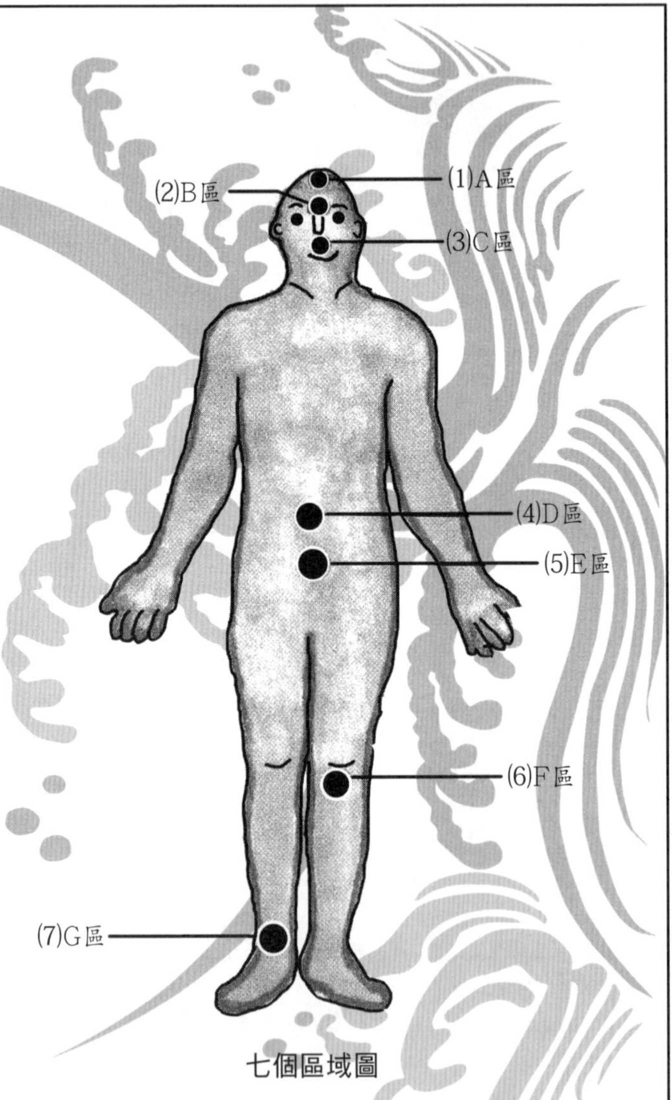

七個區域圖

後，我繼續深入研究，也因此更確信這七處神祕穴道的驚人之處。

位於神祕區域的穴道

針灸是利用針刺激穴道，屬於穴道療法之一。世界最古老的醫學書《黃帝內經》記載人體約有三百個穴道，此後又陸續發現超過一千個以上的穴道。

今後不斷發現新穴道的可能性極高，我根據口述編撰的這本書，從某種意義上來看，也許屬於新的穴道，這七個區域包含既有的知名穴道。

(1)A區最有名的穴道：百會
(2)B區最有名的穴道：印堂
(3)C區最有名的穴道：人中
(4)D區最有名的穴道：丹田
(5)E區最有名的穴道：氣海
(6)F區最有名的穴道：足三里
(7)G區最有名的穴道：三陰交

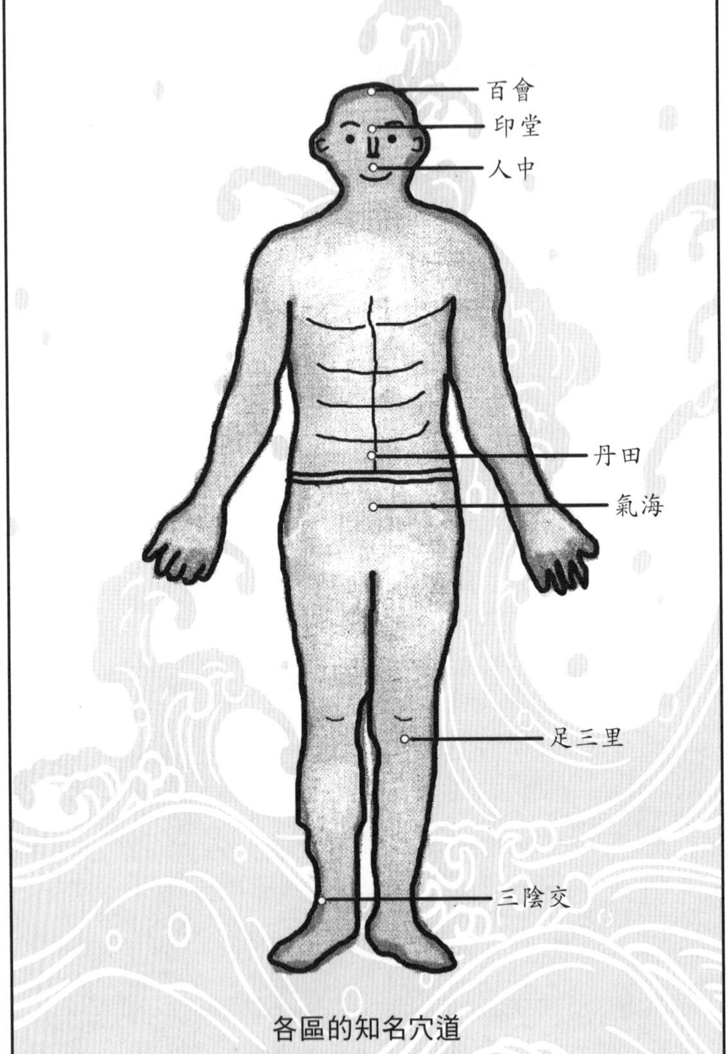

各區的知名穴道

●A區的穴道・百會

在頭部，當前髮際正中直上5寸，從左右耳最尖的地方通過頭頂連結，接著鼻子正中線向頭頂延伸，二條線的交叉點就是百會。按壓會出現「Z」的聲音。主治自律神經系統，對於治療便秘和痔瘡特別有效。穴道的前後左右四點稱為「百會四神」。

●B區的穴道・印堂

在額部左右眉毛的中心點，是人體三大經絡的匯集之地，隸屬經外奇穴。有清頭明目、通鼻開竅及緩和自律神經，幫助睡眠的穴道。

●C區的穴道・人中

位於人體的面部，鼻子下方凹陷處，正中線的正中央處。是醒腦開竅的重要穴位，是充實生命力，產生激烈能量的穴道。

●D區的穴道・丹田

丹田位於肚臍下方約三指幅寬，內側的肌肉。原是道教修煉內丹中的精氣神時用的術語，現在已被引用於各門各派氣功或運氣方法了。

調整體力、氣力，維持身心平衡，全身性的穴道。

●E區的穴道．氣海

位於下腹部，前正中線上，即肚臍下方二指幅寬處。

主治體寒、虛脫乏力、食慾不振，調整甲狀腺等荷爾蒙，增強免疫功能的穴道。

●F區的穴道．足三里

屈膝呈直角，手指沿著脛骨往下滑，位於膝蓋骨外側下方凹陷往下約三指寬的位置。按壓有疼痛感。古諺「不灸三里，不做旅人」。

是調節機體免疫力、增強抗病能力、補中益氣等功能的重要穴道。主治腸胃疾病與下肢的穴道。

●G區的穴道．三陰交

又稱為女人的足三里。位於腳內側腳踝上緣往上四指幅寬處，脛骨內側後緣靠近骨邊凹陷處，按壓有疼痛感。

三陰交是脾、肝、腎三經的交會穴，能增強脾腎的功能，消除水腫，是調整自律神經，主治虛勞諸症的穴道。

穴道，西方科學家做過實驗，發現穴道就是人體內電阻較低的地方，他們也無法解釋為何中國以前沒有儀器的時代，卻可以發現這些穴位。

穴道是氣的入口，既然氣是一股看不見的力量，則穴道應該也看不見，不具有物理性的存在。雖然利用科學釋明氣的存在的方法日新月異，但都僅止於假設的階段。中醫屬於經驗的集大成，尚未有系統的科學化。

關於穴道也和氣一樣，多方投入科學的研究，結果發現，不具物理性存在的穴道，彷彿真的存在。

其中一項研究發表於一九六一年，由北韓學者金鳳漢提出「經穴」的存在。實驗在皮膚塗上藥品，結果只有穴道處殘留紅色的斑點，切開後發現深二～三毫米處，有連接細管子的橢圓形袋子，周邊佈滿血管，這就是穴道的真面目。

研究結果震驚學界，但許多人進一步實驗，都無法得到相同的結果，因此否定了金鳳漢的理論。

神秘的穴道與查克拉之間的關係

能夠讓死人甦醒的神祕穴道，存在某些特定的區域，事實上，這些區域和查克拉之間具有密切的關係。

「查克拉」是古印度流傳下來的瑜伽概念，在喜馬拉雅深山裡，以超人為終極目標，潛心修行的古印度人，發現人體內有七處「湧出能量的中樞」，名為脈輪「Chakra」。查克拉位於以下七處。

⑴海底輪（Mūlādhāra chakra）
⑵生殖輪（Svādisthāna chakra）
⑶臍輪（Manipūra chakra）
⑷心輪（Anāhata chakra）
⑸喉輪（Viśhuddha chakra）
⑹眉心輪（Ājñā chakra）
⑺頂輪（Sahasrāra chakra）

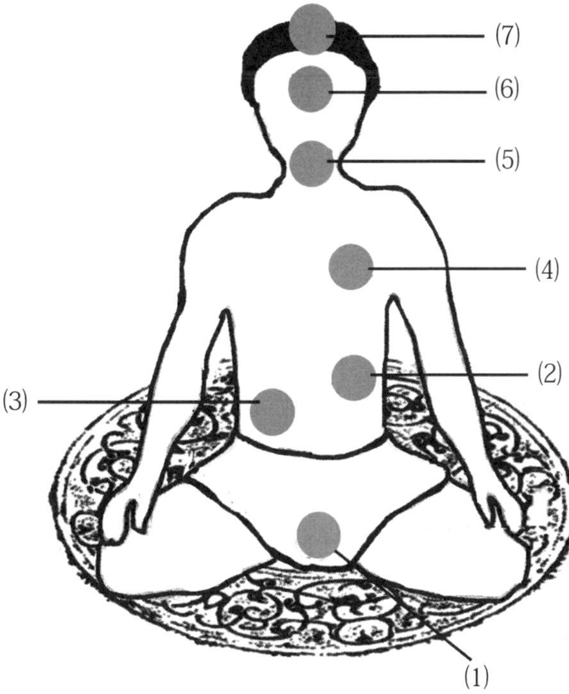

(1)海底輪
(2)生殖輪
(3)臍輪
(4)心輪
(5)喉輪
(6)眉心輪
(7)頂輪

查克拉位置圖

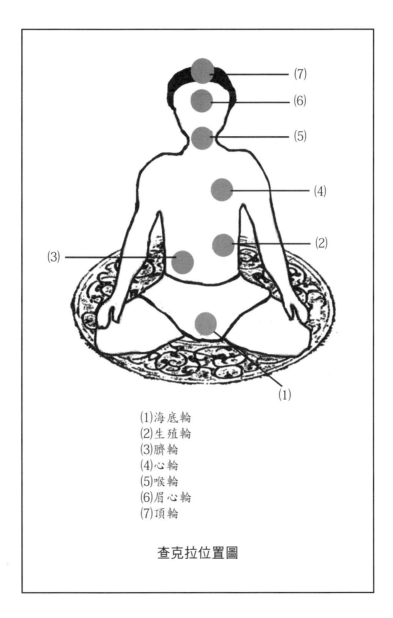

開發查克拉使人了解自我肉體以外的存在，能量體能夠自在的控制意識，轉換進入另一個次元。因此，能夠看見肉眼看不見的、聽見耳朵聽不見的、大腦思考前答案就已經出現，一切都了悟的境界。

開發查克拉首先看見光輪，接著意識體脫離肉體行動，最終達到瞬間判斷真理的境界。

每一處查克拉和內分泌腺的平衡與否，直接影響人的身心健康，都和人體機能相連結，而此機能又和神秘的穴道關係密切。

(1)海底輪

以身體組織而言，相當於泌尿系統、生殖系統和腎。

位於肛門附近的腺體中心，是各種身體、心、智，和靈性渴望的貯藏所。開啟後能夠獲得普通人二～三倍的精力，甚至徹夜未眠也無所謂，從根本上得到真正健康的身體。

直接刺激會陰便可開發海底輪，但刺激過度容易發生腦中風。會陰是身體左右兩側的連接點，和位於鼻下的連接點相呼應，因此，刺激鼻下的連接點也能夠得到相同的效果。

以神秘穴道而言，刺激C區的人中，即可達到刺激海底輪的效果。

(2)生殖輪

又稱為英雄的查克拉，開啟後充滿力氣和積極性，具有開創的能力，能夠果敢的行動。生殖輪是「原來的自己居住的地方」，也是能量的源頭，被視為非常重要的查克拉。

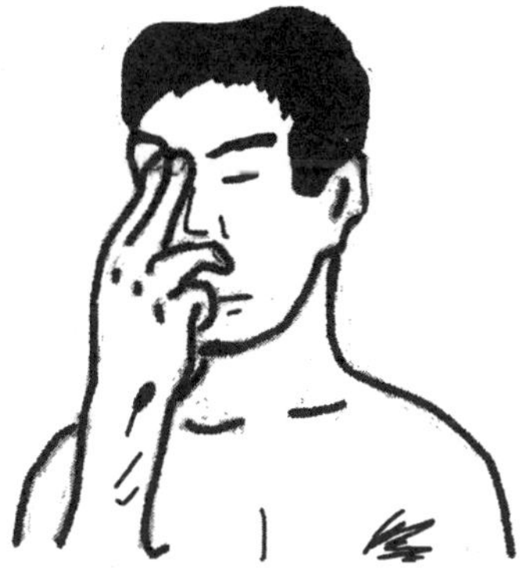

單鼻呼吸法

以肉體部位而言，位於恥骨上方到肚臍之間，是承接海底輪的能量中心，它控制了性腺及身體中的液體成分，負責轉化能量至其他輪脈。具有調整腎上腺、荷爾蒙等內分泌的功效，是生體活動最重要的部位。

開發生殖輪，可以利用「單鼻呼吸法」。如上圖所示，食指與中指置於眉間，以大拇指和無名指交互按壓鼻孔，進行單鼻呼吸，藉此控制正能量與負能量。

套用神秘穴道，就是中指和食指按壓B區的印堂，這與查克拉刺激法相同，藉此平衡陰氣和陽氣。利用氣功的大周天法調節氣，更有助於此查克拉的開啟，相當於第4章五禽氣功的「熊戲」。

(3)臍輪

意謂「寶石之城」，根據《瑜伽經》記載，這個查克拉最主要的功效，是了解並自由地控制身體的組織。人是感情的動物，感情又是最難控制的，想像、執著，沉溺於感情的漩渦無法脫離，產生的壓力造成氣不足，引發各種疾病。氣不足最容易傷害自律神經、胃和肝臟，對照經絡的概念來看，很清楚可以看出氣的失調情況。

臍輪主導我們的活力和世俗的活動，支配人的精力和消化功能。具有如此的概念，因此，必須控制情緒，放下執著心，才能夠喚醒這個查克拉。

臍輪位於肚臍附近的腺體中心，即神祕穴道的D、E區。縮小腹、丹田用力，這裡是能量進出的穴道，再往上一點，心窩與肚臍中央的胃部，有氣血循環經絡出發的中脘穴。調整呼吸，將氣集中在此區域，能夠融合陰陽之氣，開發這個查克拉。

(4)心輪

以人體的組織來比喻，心輪正好是位於心臟附近的腺體中心的查克拉，而且的確是關於心臟、肺臟等循環器官的查克拉。它控制著氣體的成分，也控制了胸部的胸腺和淋巴腺。

因此，調整呼吸、反視內心的空間，是開啟心輪的方法。

心輪能夠發出能量，一旦開啟便能解讀他人的內心，和肉眼看不見的世界進行溝通，也就是具備超能力、靈能力，甚至可能藉由心靈治療醫治疾病。心輪負責連結接收愛與付出愛的能量，也稱為愛的查克拉。

在救人的同時，感覺自己也得到了救贖，當醒悟到人與自然存在的時候，這個查克拉也同時覺醒了。

心輪很難找到相對應的神祕穴道。被當成開啟神秘穴道輔助力量的五禽氣功，可說是開啟這個查克拉的最佳捷徑。

⑸喉輪

它位於喉頭附近的腺體中心，控制著乙太成分及甲狀腺、副甲狀腺。以人體來看，這是對應喉部甲狀腺的查克拉，甲狀腺和胸腺一樣，是控制成長的器官，出現異常會導致免疫力下降，對聲音產生敏感現象。

比這種狀態更上界的覺醒狀態，就是喉輪覺醒的狀態，聽覺範圍廣闊，能夠聽見普通人聽不見的聲音。

與喉輪相呼應的是D區的丹田。吸氣，氣從尾骨附近往胸部，通過喉輪，吸入頭頂，與天的氣合而為一，通過身體前方的正中線灌入丹田……，運用這種呼吸法能夠喚醒查克拉。

⑹眉心輪

開啟眉心輪至為重要，否則無法喚醒海底輪和生殖輪。

換句話說，眉心輪覺醒，海底輪和生殖輪才會跟著覺醒，就像陰陽關係相互依存一樣。眉心輪是代表命令、願望、完成、自在力的查克拉。

開啟後擁有透視能力，「隨著心的發現找到光明，能夠看透不論多麼細微、隱匿、遙遠的存在」。

藉由自在力能夠輕易地傳送心靈感應，從感情、想像的束縛中解脫，得到真正的自由，湧現自然的智慧和愛情，跳脫人的層次，和宇宙神祇融為一體。

眉心輪位於腦的正中，相當於B區的印堂，它控制著腦下垂體並使用松果體和下視丘的荷爾蒙。和生殖輪相對應，互為陰陽、表裏的一體關係。

(7)頂輪

頂輪是空性的全息投影，代表頭腦光明的查克拉，正好位於頭蓋骨接合處的正下方，它超越了生物學及心理學的範疇，是與神聖融為一體的查克拉，能夠統合、控制全部的查克拉。

頂輪覺醒是完全脫離我的境界，根據體驗者描述：「身體完全沒有感覺，只感覺靈回到神的身邊，只聽見神的聲音，神人合一。」

頂輪存在於神祕穴道A區，百會的位置，但並非刺激百會便能開啟頂輪，只不過頭頂的百會穴，在氣血循環上擔負非常重要的任務，從與經絡的關聯性來看，百會和頂輪一樣，稱得上是萬能的穴道。

生命能量與氣及穴道的關係

這七個查克拉和內分泌腺的平衡與否，直接影響人的身心健康。而內分泌亦由這七個查克拉所支配。人的疾病也是由於這些查克拉其中之一的衰退，或是一個以上的查克拉功能失去平衡所致。

不論從中醫的角度或查克拉的角度驗證神秘的穴道，都感覺它潛藏著某種重要的因子，即使看似與查克拉無關的三陰交、足三里穴道，從經絡的概念深入探討，便發現和氣的循環有相關性。

能夠讓死人甦醒的氣，究竟是如何存在？

簡單說，氣就是生命能量，使人這個生命體活動的力量。

我們人擁有肉體，但只擁有肉體是無法活動的。就像仔細分析人體，利用相同物質組合出非常精巧的機器人，還是無法成為生命體活動一樣。西方科學認為先有物質，接著物質發生作用，在人的場合，就是先有肉體，接著發生生命體的作用，這個作用是人的特性。

但東方傳統思維不同，首先有一股力量，藉著這股力量使物質發生作用，這股力量就是氣。一開始先有氣，氣使肉體這個物質產生作用，也就是氣讓肉體轉化為生命體，因此，氣被視為生命的能量。

構成肉體的一切器官，因為氣＝生命能量而運作，一旦生命能量不足，可想而知器官的運作就不順利。使內臟各器官作用的氣的通路是經絡，經絡分為十二正經和八奇經，接著又細分為許多脈絡、孫脈，一旦通過這些經絡的氣不足，身體便產生疾病。

為了使氣順暢的在經絡內循環流動，必須從氣的出入口調整氣的過與不足，這個出入口便是經穴＝穴道，調整的方法有針灸等療法。氣功的基本概念和穴道有關。

回到瑜伽查克拉的話題，瑜伽稱生命的能量為「普拉那」prana，Prana是梵文，呼吸、氣息的意思，亦即生命的氣息、生命的能量。

它是在橫膈膜到喉嚨之間流動的氣。它與我們的心跳、呼吸、說話和循環系統有關。這種想法和東方氣的想法幾乎相同。

氣功最重要的是氣，藉由呼吸掌控氣，更積極運用則是融合氣。不僅吸入氣，而且吸入融合的氣，元氣、真氣、天氣、地氣、精氣等融合為一的氣。這和開啟頂輪吸入天氣、開啟海底輪吸收地氣的瑜伽完全一致。

在西方解剖學中，經絡和穴道都是不存在的器官，西方醫學認為看不見就等於「無」，東方幾千年的傳統則認為，既然內臟有作用，就證明經絡和穴道是存在的。

氣比查克拉重要，區域比穴道重要的理由

中醫刺激穴道和瑜伽開啟查克拉的概念幾乎一致，如果一定要比較兩者的不同，則是瑜伽開啟查克拉的目的，是對宇宙意識的覺醒，領悟人並非肉體次元的存在。為了達成目的，必須修行，逐漸停止肉體的活動，當超越肉體的境界時，就彷彿蛻變一般，明白本質的存在，進入了悟的狀態，了悟人的存在不僅是物質的存在，就某種意義而言，也像神佛般的存在。

這比較傾向於追求宗教的、哲學的層次面。

透過瑜伽修行開啟查克拉，和宇宙能量合為一體之後，便能夠控制生命，控制肉體次元的疾病，甚至控制他人的疾病。

人的能量分為肉體次元、能量體次元、意念體次元，完成這三次元能量的轉換，便能夠使查克拉覺醒，讓潛在的次元活性化，達到全人的境界。

問題是，並非任何人都可輕易開啟查克拉，大體而言，開啟什麼查克拉，取決於前世的業，這必須加進宗教的要素。關於這一點，氣則完全不具宗教的概念或哲學的意識，只透過一定的方法刺激氣，任何人均可控制肉體與心靈，不必論及前世業力。

氣存在於日常生活中，練氣功能讓我們的身體更健康，生活更美好，只要方法正確，任何人均可發揮自身潛能，達到相同的效果。如果效果不彰，必定是氣鬱所致，那就更需要加強練氣。

不論心裡怎麼想，只要按照一定的方法持續不斷練習，意識自然會改變，不是去改變意識，而是自然而然產生變化。不需要競爭，不必非得如何不可，輕鬆自然的按照一定的方法進行，氣的循環便愈來愈活潑，身體愈來愈健康，負向思考自然轉為正向思考，精神得以平靜安定。

東方傳統的想法是先有力量，才有具體的物質，也就是形體，從形體進入內心很容易，這也反映出東方人的大肚量。

神秘穴道的存在，絕不僅限於那幾個穴道而已，不要拘泥於小場所的穴道，應該掌握大範圍的區域。畢竟能夠發揮讓死人復甦的威力，遠比一味的鑽研理論重要多了。

第2章

神秘穴道與宇宙能量

從現代宇宙論導出氣的存在

「氣力」「氣度」「生氣」「脾氣」「氣短」「意氣」「賭氣」「名氣」「氣派」「小氣」，日常生活中和氣有關的用語太多了，多到我們根本沒有意識用到這個字。但被問到氣是什麼的時候，卻不太能回答得出來。「氣是生命的能量」，就算這麼解釋也不是十分清楚。

氣的思想緣於中國古代，氣和中國人的生活、宗教有著密切的關係，也成為生活的智慧。

中國人認為，氣是生命活動的根源，也就是生命的能量，當氣的流動循環不順暢，身體健康便會出狀況。

編撰於西元前，中國現存最早、最完整、內容最豐富的醫學書籍《黃帝內經》記載，其白話大意如下：

「天地自然環境當中，存在虛邪賊風等致病因素，應即時避免，利用氣功保健身體。無欲清淨，排除雜念，則真氣順暢，配合飲食節制，讓天生的活力、氣力充滿體內，則病毒不入……」

中國偉大的思想家老子、莊子、孟子、孔子等，也認同這種思想，主張疾病來自氣鬱、氣偏、氣竭；氣聚而生，氣散則亡。

蒼天之氣清淨，人的精神就相應地調暢平和，順應天氣的變化，就會陽氣固密，即使有賊風邪氣，也不能加害於人。

氣是一股肉眼看不見的力量，既無力，也無形，所以很難用西方醫學論證，科學的說明也只不過是假設的階段，各個專家、研究學者提出假設，並發表證明的科學根據資料，但也都僅止於各自的解釋。

對於感覺氣、利用氣的人而言，毫無疑問，氣是真實的存在，現階段問題出在如何解釋讓人心服口服。

現在，我也想以幾個假設為基礎，證明氣的存在。

從最新宇宙論的觀點解釋，宇宙的形成、生命的形成來自於大爆炸，這當中就可以假設氣的存在。

構成宇宙的物質因為炙熱密度提高，成為與構成實際宇宙的物質非常相近的物質，因此，主流的宇宙學說認為，宇宙原本是一顆高熱、高密度的火球，經過激烈的膨脹，發生大爆炸現象，形成大宇宙。

宇宙最初是一顆火球的說法得到科學的論證，問題是火球如何生成？使火球生成的條件為何？關於這一點，宇宙論之父愛因斯坦提出「神的一擊」說，認為這是上帝的傑作。因為火球誕生的初期條件未明，所以火球誕生瞬間之前交給神的領域，之後因為基本粒子論發達，便逐漸脫離神的領域。

根據基本粒子論，所有的物質均由基本粒子組成，宇宙最初也是在多數基本粒子存在的狀況下，反覆生成消滅，最後餘下的粒子最小單位夸克（quark）集合成粒子，形成火球狀態的宇宙初期，這就是最新宇宙論的由來。

歷經原始火球宇宙時代，不安定的火球不斷的激烈膨脹，最後發生爆炸，溫度隨之下降，呈現安定的狀態，誕生包括人在內的各種物質。

簡單說明溫度下降產生物質的理由。氣體是肉眼看不見的存在，隨者溫度下降變成雨、水、冰，物質的液體狀態比氣體狀態安定，固體狀態又比液體狀態安定，由此可知，物質安定與否與溫度的關係非常密切。但並非單靠溫度便能產生物質，還必須加上其他作用力。

宇宙的成立也可以套用到人的成立，以我們肉體為例。

現代人死後焚燒遺體，還會留下遺骨，此時更加提高溫度，最終會變成碳原子、氧原子。

原子是以原子核為中心，周圍有電子活動的狀態。

原子再加熱導致原子核破裂，成為粒子，一個粒子產生，便會出現完全相反性質的反粒子，從電極的角度來看，粒子為正，反粒子則為負；粒子為陽，反粒子則為陰。粒子和反粒子在發生的瞬間會朝相反方向彈飛，一旦在空中相會，便遭遇被消滅的命運。

消滅並非消失不見，而是留下能量，能量再加入某些條件，便以固體的姿態出現。

假設粒子碰撞消滅後殘餘的能量為「氣」，則中國偉大的思想家們所提出，人是氣的集合體的理論，便有了依據。也就是說，物質生成消滅所產生的能量的集合體，便是人類。

使粒子成為安定物質存在的作用力，在電極為正負，在中醫則為陰陽之氣。

氣的力量如何對人造成活性化的效果，這項中醫的概念很難解釋，理解的程度和方法也因人而異，但不可否認，自然界和生命體充滿了能量，這個能量就是使物質生成消滅的能量。

中國人認為氣不單只存在於人的內部，天有天氣、地有地氣，自然界森羅萬象都有氣存在。人類為萬物之靈，與萬物一樣共同存在天地之間，以自然界為物質為其生存條件，故其生命活動必須與自然界的變化規律保持協調和適應。

從基本粒子論來看，使物質生成的粒子數，因為森羅萬象的物質各有不同，當然產生的能量的量和性質也不同，既然這些能量互相發生關係產生物質，因此這些外部的氣當然也會對人造成很大的影響。中國人不賣弄這些科學知識，從自然中體驗的睿智，令人敬佩。

從梅比斯環了解氣的存在

梅比斯環（Möbius strip）是用一條帶子做成一個奇妙的環，屬於位相幾何學的領域，這個有趣的現象也能夠應用在氣方面。

不是要進行學術性的證明解說梅比斯環，而是希望透過實驗，了解自己既定的概念多麼的偏狹。各位不妨試試看。

取一條長方形的紙，一端旋轉半圈，再將兩端互相黏貼，做成一個圓形環。將環的寬度分成二等分剪開，照理說應該出現二個環，但試過後就知道，結果變成一個大一倍的環。本來是剪開，結果卻是擴大。

我們單純的以為剪開就會一分為二，事實證明並非如此。生與死、表與裡、陰與陽等等對比的概念，不見得是兩種物質，也可以是一體的現象。

用剪刀的作業置換成用氣，注入氣使得內部擴大，它就是一個面，不論大小，環就是環，形態學沒有任何變化。

生死、表裡、長短都不是對比，皆為相同的狀態，只是大小、重量等狀況的變化而已。氣的存在也一樣，均為普遍的物質，並非特異的物質。

接著，將環的寬度分成三等分剪開，剪刀從三分之一寬處開始剪，結果得到二個環，一個是小的梅比斯環，另一個是旋轉了兩次再結合的大環，這兩個環連結在一起。

假設大環是你自己，小環就是生命本質的存在。瑜伽的想法是，小環是肉體次元的你，大環是宇宙意識的你。

重視物質，或者重視看不見的意識，兩者的層次完全不同，掌握的方式也不一樣，但不論從哪一種觀點出發，剪開分為三等分的梅比斯環，才讓我們看見從未看過的另外一個環。

我們將梅比斯環視為潛在的自己本身，剪刀剪開的行為等於吸收氣的行為，剪為三等分的時間比剪為二等分的時間長，相當於與氣接觸的時間也比較長。

充分了解氣、吸收氣，則真實的自己和生命的存在，便能夠如梅比斯環般，環環相連，絕不分離。

看不見的要不要相信？

願不願意相信無形循環作用的氣，端看個人的價值觀。中醫可說是件藝術，認為只要結果是好的，就是有用的。西醫可說是一件科學，認為即使不要求到極端精密，至少也必須看得見運作。

想打動堅持眼見為憑的人並不容易，以下進行幾項實驗，說明這些人的價值觀是多麼的脆弱。

某次演講會場上，現場邀請數位參加者上台，體驗藉由氣使湯匙彎曲的試驗，結果當場七、八位參加者成功，他們表示真實感覺到氣的存在。二、三位始終無法成功的參加者則展開反擊，質疑造假。

最近為了讓每個人都能夠確實的感受氣的存在，採用下述方法。

首先請所有參加者雙手合掌，並且畫線做記號，接著舉起右手朝向發氣者。發氣者從台上送出氣後，再讓參加者像剛才那樣合掌，結果所有人的右手都明顯變長了，其中少數人因為相反的氣太強，手反而變短，但不管怎麼說，都確實目睹氣的存在。

這項實驗請任何氣功師父來操作，都能夠看見百分之百的效果。親身體驗、親眼所見遠比任何數據都令人信服。

科學非得要具備普遍性的理論才行，只要某種特定的狀況不適用，就無法稱為科學。從這個觀點出發，目前還無法利用科學證明氣的存在，但不能因此就說他不科學，只不過還沒用科學證明罷了。

現在已經進一步利用熱成像測量氣流、檢查腦波的狀態，正努力將看不見的氣導入看得見的世界。

檢測氣功師父的腦波，能夠測得放鬆狀態下才會出現的α波，以及顯示腦部更深層休息的θ波。利用熱成像測量送氣者與受氣者的手表面溫度，能夠清楚的看出無氣狀態和有氣狀態的差異。利用正電子CT這種醫療儀器檢查大腦，將生理學的數據影像化，結果也顯示出氣對大腦產生的影響。許多學者試著從各方面研究氣與疾病的關聯性，期待盡快得到科學化的成果。

氣的存在是無庸置疑的，從物理面來看，氣是構成人體、循環全身的精微物質，從機能面來看，氣是循環於臟腑、組織、經絡的能量，產生生理活動。對於人類而言，這大概就是生命能量的泉源。

「病由氣生」的真偽

「氣」是一種推動生理活動的動力，也是維持人體生命活動的泉源。

「氣，人之根本也。」古人早已認識到，氣是構成人體精微的物質能量，在古典書籍上用「炁」來表示，是無形無量的能量。

「病由氣生」，這時候的氣可以解釋為精神或者心。從身心醫學的立場看氣對於內心和身體造成的影響，進展頗大。甚至可以說一切疾病都和心有關。

任何疾病都存在肉體因素和非肉體因素，因病而異，所佔比重也不同，不可能一方為一〇〇%，另一方為〇。

也許人人都了解這個道理，但為什麼感冒發高燒的時候，卻都只想仰賴醫生和藥物，不想辦法改善自己的內心呢？

接受相同的治療，為什麼有些人很快的痊癒，有些人卻沒什麼改善呢？

被救護車送到醫院，連醫生都束手無策的垂死病患，卻能夠發揮驚人的威力躲過鬼門關；反之，各項檢查數值都看不出什麼大問題的人，卻可能出現儀器檢查不出的各種疾病症狀。

肩膀痠痛、頭痛、暈眩、耳鳴、喉嚨沙啞、心悸、胃悶等等症狀，可以說最具代表性。

眼睛不適看眼科醫生、耳朵異常找耳鼻喉科、心臟不舒服看心臟科、胃悶看腸胃科，跑遍各專科檢查，都檢查不出異常…………，所以就是沒病。

西醫外科認為一切疾病都是細胞的變異所產生，只要切除病變的細胞，就能夠治癒疾病；內科則認為，疾病的原因來自於細菌，投藥殺死細菌就能夠治癒疾病。

相對於此，中醫強調自己的身體與心理的治癒能力，保護自己的力量稱為「正氣」，人在正氣充實的狀況下不會生病，當正氣不足，造成邪氣（病毒、細菌、壓力等）入侵，便產生疾病。

中醫的想法是，當人氣虛的時候，藉著增加正氣治療疾病。

根據經驗，用腦波計測量練習氣功者的腦波，當他們充滿氣的時候，腦波明顯呈現平靜化，自覺症狀少，也沒有痛苦。

既然疾病的生成有肉體因素和非肉體因素，則透過西醫消除肉體痛苦的同時，也必須著眼於非肉體因素，治療非肉體因素的特效藥便是「氣」。

「病由氣生」的氣，既不是心，也不是精神，是串聯身體與心靈的導管，擔任兩者溝通的橋樑，發揮平衡的作用。

因此，即使疾病起因於身心失衡，但只要控制身心的氣正常，就能夠簡單治癒疾病，經常強化本身的氣，保持身心平衡，便不會生病。

從西方醫學的觀點看氣的存在

西方醫學認為無法掌握的氣，既奇妙又神秘。中醫則努力排除氣的神秘性。幾千年的歷史傳承下來，效果不夠安定的部分幾乎都被淘汰，只要看不見現實的效果，都被中醫學否定。

氣功用於養生，首見於老、莊著作及《山海經》，用於臨床首見於《黃帝內經》。《黃帝內經》中有多處論述氣功，如「上古有真人者，提挈天地，把握陰陽，呼吸精氣，獨立守神，肌肉若一」，「恬淡虛無，真氣從之，精神內守，病安從來。」

因此，氣功療法絕非神祕難解，而是以實證為基礎，最實際的方法。既然是實際的方法，其治療效果與西方醫學相互應證闡明，應是指日可待的事情。

西醫療法中，與中醫的氣功療法最相近的是自律訓練法。

氣功法的靜功，利用意識短時間放鬆的狀態，消除緊張壓力，這一點和自律訓練法非常相似。

自律訓練法由德國舒爾茲博士於一九三二年發表，藉由肌肉放鬆緩和緊張和不安，達到身心平衡的效果。

每一個人的心理都存在不安的因子，成為緊張壓力的來源，甚至可以說，緊張是人類與生俱來的本性。遠古時代的緊張因子比較單純，容易消除，隨著社會愈來愈文明，緊張的因素日益複雜，不論量或質都出現極大的改變。

氣功療法是緩和緊張的有效方法之一，和西醫的自律訓練法有異曲同工之妙。

自律訓練法首先採取放鬆的姿勢，「自我暗示心情平靜」之後，分六階段領悟感覺。一開始心中默想手腳沉重，再來默想手腳溫暖的感覺，接著依序默想心跳緩慢、呼吸緩慢、腹部溫熱感、額頭清涼感。

氣功當中的靜功也一樣，採取緩慢的體位，在沉思、冥想中領悟氣的感覺。引導「自力更生」「自我修復」「自我調整」「自我建設」等作用的氣功，和自律訓練非常類似。

氣功一開始的感覺是溫暖感，尤其吸氣的時候，手指感覺溫暖，實際測量也發現，這時手指的溫度比平常上升四～五度。

自律訓練法最初的感覺是手腳沉重，但許多人會先感到溫暖。也就是說，溫暖感覺是放鬆時所得到的最初感覺。

手腳溫暖代表血液循環順暢，因此，全身也會跟著暖和起來。

人有兩大神經系統，一個是自律神經，負責無法經由自己的意識活動的內臟器官、循環系統、內分泌系統等作用；另一個是體生神經，負責能夠自主活動的神經。

自律神經掌管血液運送，包括交感神經和副交感神經，簡單區分，交感神經是屬於緊張的神經，副交感神經是屬於放鬆的神經。

當手指的毛細血管放鬆，副交感神經優先作用，便產生溫暖的感覺。換言之，溫暖是放鬆的證據，這和小嬰兒睡著後手部溫暖的道理一致。

自律神經控制身體的各個內臟機能，由腦部負責發號司令，當腦部下達放鬆的指令，全身都會接收到訊息，隨著放鬆而溫暖起來。

放鬆是消除緊張的狀態，如果說緊張是百病之源，那麼放鬆便能夠治百病。氣功和自律訓練法都是刻意製造放鬆的狀態，消除緊張的感覺，改善因為緊張引起的各種疾病。

附錄記載結合自律訓練法與氣功法的自律氣功法，請自行參考練習。

經常聽聞學習氣功有助於培養集中力、提升記憶力，或許有人認為根本是一派胡言，但這絕非無稽之談。

西醫診斷缺乏活力、記憶力降低、注意力不集中等現象，起因於自律神經失調。當自律神經失衡，會造成意欲、集中力、記憶力下降。藉由抑制自律神經中的緊張神經，也就是交感神經，活化副交感神經作用，使兩者達到平衡的狀態，便能夠刺激大腦活性化、啟發潛在的能力。

但中醫不這麼認為。

中醫認為精、氣、神是「人體三寶」。

《內經》上說：「人之氣血精神者，所以奉生而周於性命者也。」就說明這三者對於人體極為重要，是生命的根本。

氣不但和精、神息息相關，還能夠讓生命力更活性化。

中醫所謂的神不是神祇、上帝，而是指人腦的作用、精神活動的司令台；精是人體的基礎物質，也是創造新生命的神聖物質，具有生殖功能，為生命之源。

精、氣、神相互作用使氣運行。三者雖各有不同之點，而實際上又是一個分不開的整體。

首先，先天的精產生氣，氣又化生精；接著，氣昇華為神，神鍛鍊出氣。在相互作用中產生「真氣」。

神位於「上丹田」的鬢角處，精位於「下丹田」的下腹部，氣在這中間循環，循環的過程在「中丹田」的肚臍深處產生真氣。

身體三寶失調便無法產生充分的真氣，導致形體衰弱、精神倦怠。氣功是練氣，創造出容易產生真氣的身體狀態的「功法」。

藉由氣的充分循環，讓神的活動更活性化，使得人的潛在能力發揮到最大極限。

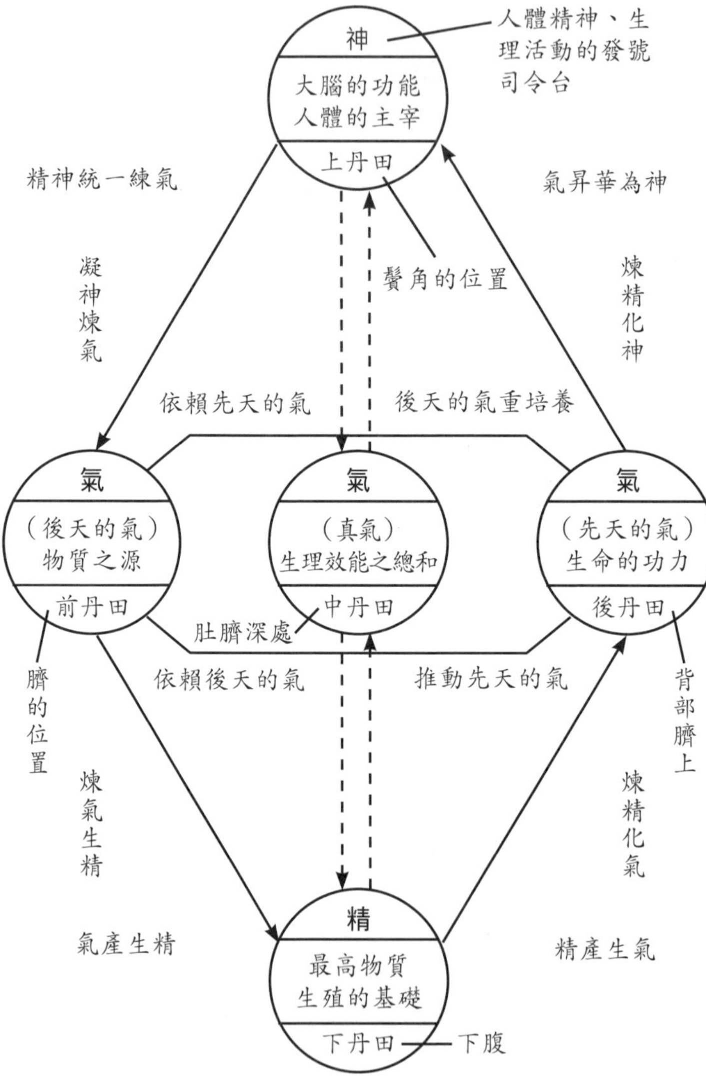
神
大腦的功能
人體的主宰
上丹田
人體精神、生
理活動的發號
司令台
鬢角的位置
精神統一練氣
凝神煉氣
氣昇華為神
煉精化神
依賴先天的氣
後天的氣重培養
氣
（後天的氣）
物質之源
前丹田
氣
（真氣）
生理效能之總和
中丹田
肚臍深處
氣
（先天的氣）
生命的功力
後丹田
臍的位置
背部臍上
依賴後天的氣
推動先天的氣
煉氣生精
煉精化氣
氣產生精
精產生氣
精
最高物質
生殖的基礎
下丹田
下腹

氣的種類

人體是以氣為基礎的，氣是生命活動的動力來源。

中國古人對氣的認識：由「气」和「米」構成的「氣」用來形象地表示人們由於吃五穀之後而有生命呼吸作用的「氣」。

人類與生俱來的氣稱為「先天的氣」，乃胎兒從母親體內即開始培養，是維持基本活動的能量。

呼吸、飲食等外部來源的後天營養能量來源稱為「後天的氣」。

先天的氣和後天的氣交互作用，形成人類生命活動基本能量的「真氣」，氣虛、氣滯容易引發疾病。

先天的氣分為精氣與元氣。精氣是人體活動的基本能量；元氣是來自於母體的能量，乃是培養後天之氣的基礎。

後天的氣分為天氣與地氣。天氣是透過呼吸進入體內的空氣培養出來的氣，地氣是經由飲食攝入的營養培養出來的氣。

●氣的構成要素

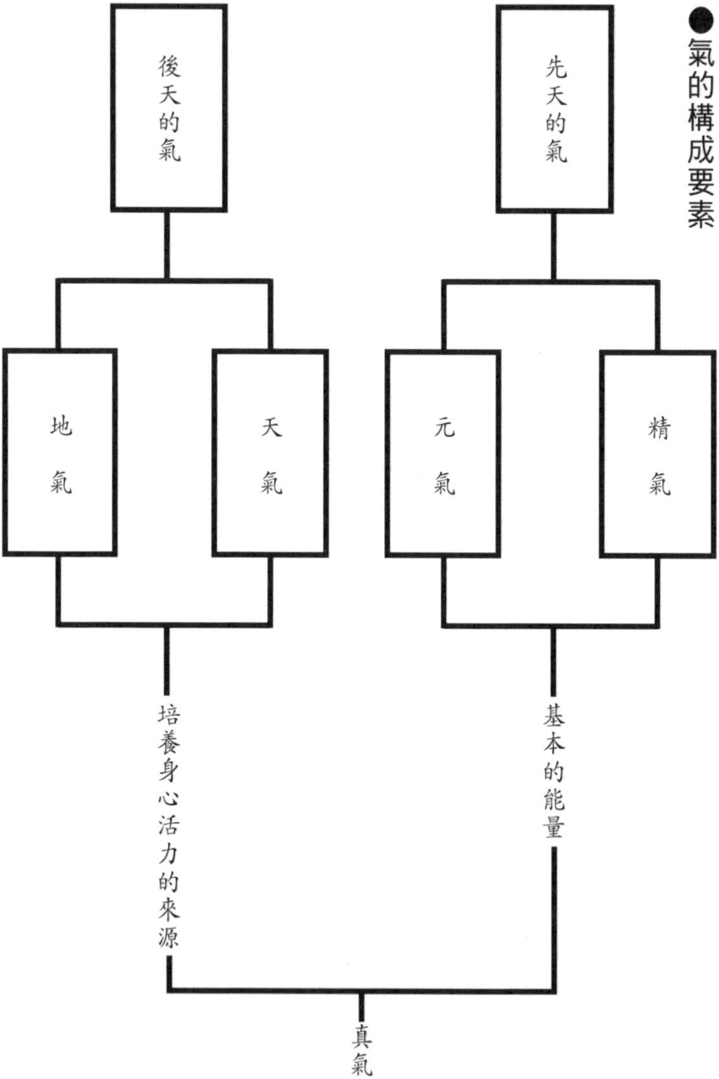
後天的氣
先天的氣
地氣
天氣
元氣
精氣
培養身心活力的來源
基本的能量
真氣

吸收天氣，呼吸的效果

氣是道生萬物的一個中間環節。是心靈與肉體密不可分的紐帶。沒有氣，肉體便是死的，沒有氣，心靈便無法啟動，因此，氣即生命。

《黃帝內經素問•陰陽應象大論》：「清陽為天，濁陰為地。地氣上為雲，天氣下為雨，雨出地氣，雲出天氣。」

人的呼吸是在無意識中進行的生理現象，無意識中受到位於延髓的呼吸中樞控制，但有可能藉由意識而改變呼吸。

人的神經分為無法用自己的意思控制的自律神經，和可以用自己的意思控制的體生神經，這兩種神經同時存在呼吸器官和括約肌中，因此，既可以藉由意識改變呼吸，也可以在無意識的狀況下規則的呼吸。

透過呼吸法，能夠連結平常各自作用的自律神經及體生神經，自發性的呼吸能夠控制自律神經，控制呼吸能夠調整血液流動的快慢，對於無意識的自卑感也具有心理治療的效果。

中醫認為身體內的各個器官不是個別獨立，而是互相連結調和，負責連結調和的不是血管或神經之類的器官，而是看不見的氣。

正如宇宙星體的運行一般，即使肉眼看不見星體之間的連結，它們卻彼此互相牽繫調和。

「氣」是在身體中運行，如果能平衡身心解除壓力，生活不去違反自然節奏，就可以延年益壽。醫書《黃帝內經》中也有記載：「順應季節變化、舒緩喜怒之情，陰陽有律、剛柔調和，可遠離疾病。」

氣功的基本原則之一是「調息」，人的心靈及身體，都和呼吸的關係密切，藉由意識調整呼吸，能夠達到調整身心的效果。

吸入充滿於宇宙空間的空氣，以及樹木光合作用產生的氣，排出體內使用過的廢氣，啟動身體更高層次的作用力，發揮與生俱來的自然治癒力。

西方醫學認為呼吸主要是經由口、鼻、氣管、肺等呼吸器系，雖然認同皮膚呼吸的存在，卻不太重視。

中醫認為呼吸是透過分佈於全身的穴道進行，穴道是能量的出入口，和口鼻一樣重要。

攝取地氣，飲食養身

地氣指飲食五穀之氣。《素問・陰陽應象大論》：「天氣通於肺，地氣通於嗌。」

地氣是攝取食物得到的氣。自古以來，中國人的傳統是不浪費，他們選擇地氣，重視飲食的時期和時機，生病不是急著服藥，而是從日常飲食生活著手，攝取地氣、製造元氣，講究醫食同源。

醫食同源主張飲食的同時達到健康管理的效果，什麼時候該吃什麼食物，請參照一五六頁的「五行色體表」，人的「五臟」分別和「五味」相對應，配合當時候身體的狀況，該吃什麼立見分曉。

中國人秉持「吃這種食物有這種效果」的理由攝取食物，絕對不隨便吃吃喝喝。

攝取地氣的基本飲食如下。

⑴巧妙利用陰陽搭配食物。

⑵攝取季節性食品。

⑶採用當地食材。

《黃帝內經・素問》說：「上古之人，其知道者，法於陰陽，和於術數，食飲有節，起居有常，不妄作勞，故能形與神俱，而盡終其天年，度百歲乃去。」

陰陽平衡是健康的秘訣。現代營養學強調一天應該攝取三十種以上食品，達到營養均衡的標準。與其講究營養均衡，不如重視陰陽平衡，巧妙的利用食物的特性，均衡攝取陰陽食物，藉以改善營養不均的狀況。

《素問・陰陽應象大論》說：「天有四時五行，以生長收藏，以生寒暑燥濕風；人有五臟化五氣，以生喜怒悲憂恐。故喜怒傷氣，寒暑傷形，暴怒傷陰，暴喜傷陽，厥氣上行，滿脈去形，喜怒不節，寒暑過度，生乃不固。」

季節性食材富含當季的地氣，價格也便宜。從中醫的觀點出發，季節性食品具有當季必需的營養，夏季身體需要涼性食品，冬季身體需要溫性食品，這是大自然的恩賜，所以說季節性食材的地氣豐富。

當地種植的食材含有最適合當地風土的氣，因此最適合當地人食用。

氣的通道

大家已經明白，生命能量之根源氣的存在、氣的種類、氣在體內循環維持生命，這些都是無庸置疑的事實。

接下來，針對先天的氣和後天的氣如何在體內循環進行說明。

人體內有五臟六腑，這些臟器並非各自獨立，而是互相牽繫。

雖然用西醫的解剖學看不見各個器官的連結，但也承認它們之間確實有關聯。西醫以心臟、肝臟等各別器官為對象，強化彼此之間相關的機能；中醫將全部臟器連結，視為一個臟器對待。

媒介各臟器連結的是氣，氣的通道是經絡。經絡和西方醫學的神經系統、內分泌系統或免疫系統不同，經絡就是氣的通道。

經絡是人體內運行氣血的通路，其幹線叫經，經表示縱向，分支叫絡，絡表示橫向；經與絡聯成一個縱橫交錯、溝通表裡上下、聯繫全身的聯絡網。在體內屬於臟腑，在體外屬於體表。

縱橫之氣運行順暢，則身體健康。臟腑的問題會表現於身體的表面，當體表紊亂，表示臟腑出現狀況，此時必須掌握亂象，從體表施予物理性的刺激，讓臟腑恢復正常，這就是利用穴道的治療法。

一般住家電路配線行經牆壁、天花板或地板，當電流出現異常的時候，可以從配電板操作修復，而操作經絡氣流的位置就是穴道，穴道也擔任開關的任務，雖然無法實際接觸經絡，但因為穴道在體表，透過刺激穴道，便能夠調整全身經絡，使身體恢復正常。

人體內的臟腑稱為五臟六腑，五臟是肺、心、肝、腎、脾，相當於現代醫學稱為肺臟、心臟的器官。中醫以機能系統的思維看待五臟。

肺代表呼吸系統，心代表循環系統，肝除了代表肝臟機能，也綜合包含運動機能，腎代表泌尿及生殖系統，脾代表消化系統及胰臟機能。

除了五臟以外，還有一個實體不明的臟器，稱為心包，大約是調整心臟的自律神經系統機能。

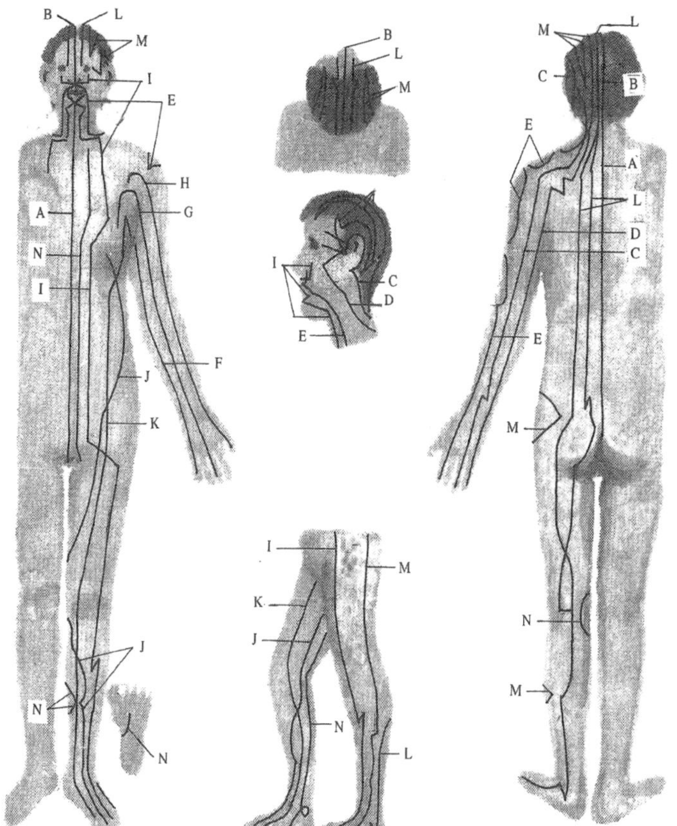

主要12經絡

A-任脈
B-督脈
C-手少陽三焦經
D-手太陽小腸經
E-手陽明大腸經
F-手少陰心經
G-手厥陰心包經
H-手太陰肺經
I -足陽明胃經
J -足厥陰肝經
K-足太陰脾經
L -足太陽膀胱經
M-足少陽膽經
N-足少陰腎經

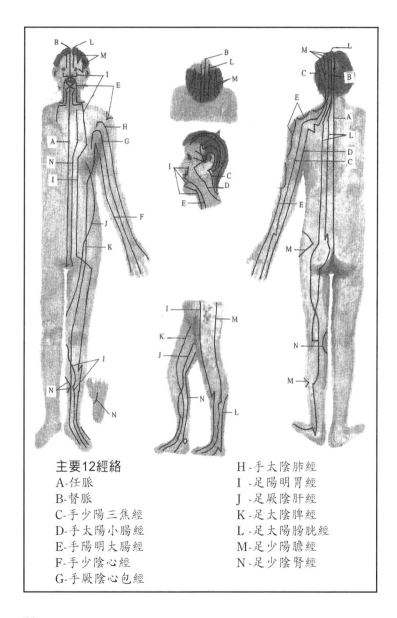

因此，中醫學是六臟六腑，各臟腑有其經絡，為十二經絡，稱為正經十二經，其循行分佈是左右對稱的，而且有一定的連接順序。

十二經從肺經開始，依序為大腸經▼胃經▼脾經▼心經▼小腸經▼膀胱經▼腎經▼心包經▼三焦經▼膽經▼肝經，肝經之後再流回肺經。

協助正經十二經的脈絡稱為奇經八脈，當正經旺盛順利的時候積蓄氣，當正經不足的時候補給氣。奇經屬於奇異的經絡，八脈之間無陰陽、表裡一定的關係，縱橫、交叉於正經之間，調整正經。

奇經當中，因具有明確穴位，醫家十分重視行於身體前面的任脈，以及行於背部正中央的督脈，經常使用於臨床治療上，因此，也被當成正經十四經看待。任脈主血，督脈主氣，為人體經絡主脈。任督二脈若通，則八脈通；八脈通，則百脈通，進而能改善體質，促進循環，強筋健骨。

穴道是內臟的窗口

除了正經十二經、奇經八脈之外，還有許多從經絡細分出來的脈絡（指中醫對動脈和靜脈的統稱或維管植物維管系統）、孫脈（即孫絡，指絡脈的分支），這些都是氣的通道。

經絡上有經穴（穴道），經穴是經絡上的反映點，也是經絡與外界的聯絡窗口，氣經由穴道進出，攝取來自外界的氣，排出體內不必要的氣。

一旦臟腑發生異常，穴道也會出現異常的反應。對應六臟六腑的穴道有十二處，稱為主治穴，也稱為十二原穴。

穴道分為經絡上的穴道，與經絡外的穴道，經絡上的穴道稱為正穴、經穴，經絡外的穴道稱為奇穴。正穴是自古以來使用的穴道，奇穴是後來被發現的穴道，合計將近一萬個穴道，配合疾病狀態組合應用，稱為穴道療法。

正統的穴道療法是，先確認臟腑的狀況，找出相對應的經絡，刺激最有效果的穴道。因為能量不足引起的疾病，經由穴道補充能量；臟腑機能過剩的場合，經由穴道採取瀉法加以鎮靜。

一般原則，針是瀉法，灸是補法，但配合實際症狀，也有倒過來使用的情形。

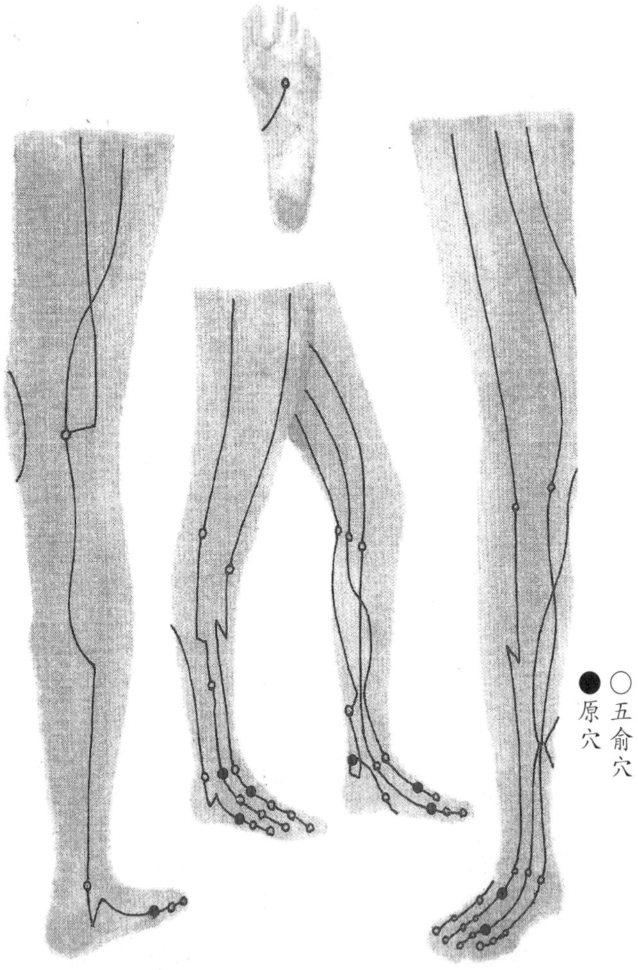

必須知道的主要穴道位置

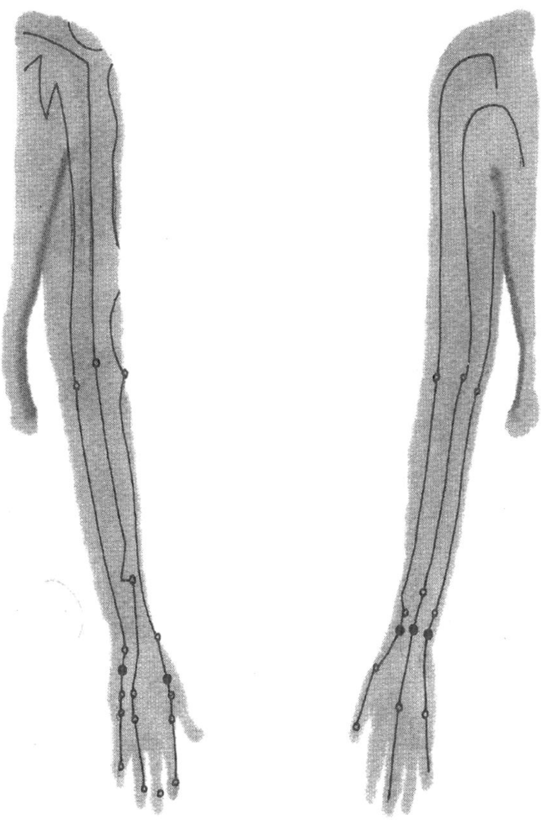
手心
手背

針灸治療的道理，便是在穴位上進行刺激，由經絡的調整作用，達到治療的目的，什麼病採用什麼穴位。

中醫講求中庸之道，排出多餘，補充不足。身體正常的情況下關閉門戶，當出現異常的時候，打開門窗讓外氣進出。

這麼說起來，毫無異常的健康身體不就沒有穴道了，事實上，有些針灸師也如此認為。因此，外行人想利用穴道預防疾病，從某種意義上而言是困難的。比較容易了解的是十二原穴與手足的五俞穴，當這些位置出現腫脹的情形，代表相對的臟器發生變異，一般人只要知道這些穴道就足夠了。

從穴道的概念驗證神秘的穴道

氣是什麼？氣如何存在人體？思考這個問題的時候，相信各位都已經了解，人體內存在氣的通道，通往內臟各器官，當內臟出現異常時，稱為穴道的窗口便打開，調整能量的進出。

氣，可說是生命的能量，當「氣」不足時，身體就會出現許多的病症。所以補充「氣」對生命來說，是一件非常重要的事。

這裡再度回到神秘穴道的主題。

了解氣的概念、穴道的概念之後，也許有人疑惑，神秘的穴道也適用於一般的穴道概念嗎？

神秘穴道位於經絡上，但它不是原穴，雖然屬於穴道治療上經常使用到的穴道，但並非絕對不可或缺的必要穴道。

目前為止說明的穴道，都是與身體相關的穴道，不是與心靈相關的穴道。既然說身心一體，難道沒有針對心靈特別有效的穴道？

簡單而言，中醫在這部分的概念是模糊的，沒有特別的針對性，而是整體性思考；比較不像西醫的對症治療，而是以提升整體為目的的治療。

治療的成果要留下紀錄，必須有臨床實證說明，只能夠用肉體方面的效果表現。既然身心一體，身體好，心靈也好；身體充實，心靈就充實。看不見的心靈無法用圖解的方式呈現，但心靈的問題會真實的在肉體上呈現出來，因此，從身體發出的警訊，著手解決心靈的問題，是最快速的方法。

因此，在談論概念的時候，會從肉體方面切入。

神秘的穴道之所以不常出現在肉體方面的論述，大概是因為神秘穴道不會在肉體上表現出變異，因此，正確掌握區域的概念，更勝於穴道的概念。

神秘的穴道和一般的穴道，概念並非完全一致，神秘穴道的區域裡，的確存在一般性的治療穴道，兩者也不是全然無關，但神秘穴道是緊急狀況下使用的穴道，可以視為急救穴道。

緊急狀態的穴道開啟方法，和一般狀態的穴道開啟方法不同。用在一般治療的感覺，也和緊急狀態下使用的感覺，差異非常大。這種差別可能只有經驗豐富的氣功師感覺得出來，普通人大概不會運用，但如此強大的氣出入口，即使只給予普通的刺激，也能夠得到不錯的效果。

當然，外行人的力量不太可能發揮讓起死回生的效果，但在強化肉體之餘，更可能直接對心靈和精神起作用。

第3章

刺激穴道發揮驚人的威力

「宇宙萬物均由陰陽形成」⋯⋯⋯

學習實際穴道刺激之前，應該先了解中國最基本的經典古籍《易經》當中最重要的論述「陰陽思想」。

「宇宙間一切事物都可以分為陰陽，每一事物也可以分為陰陽。」陰陽是從功能和屬性上對萬物所做的分類。這個世界裡，包羅萬象的一切事物，均有陰陽兩極存在，也可以概分為陰陽兩極。

宇宙的星座也有陰陽之分，太陽是陽氣，月亮是陰氣。

食物也分陰陽，肉類屬陽性食物，蔬菜類屬陰性食物。人類的男性屬陽，女性屬陰；左手若為陽，右手則為陰。

人有剛強、向上光明的一面屬陽，又有軟弱、退卻、陰暗的一面屬陰；人分前胸屬陰與後背屬陽、上肢屬陽與下肢屬陰、體表屬陽與內臟屬陰、五臟屬陰與六腑屬陽等。

但陰陽區分並非絕對，這是經過互相比較，陽氣強的歸類於陽，陰氣強的歸類於陰。也就是抓住事物對立所產生的變化方向。

宇宙萬物萬象具有的性態，無論多麼繁複多樣，總會有一方屬陰，一方屬陽，有一方屬陰，永遠逃不脫陰和陽的範疇。利用陰陽屬性的關係可以描述和解脫生命和宇宙的任何變化。

人類的一切活動都受到陰陽的影響，維持陰陽平衡，則身體健康、思考正向；陰陽失調，則百病叢生、灰暗喪志。但不要忘記「陰非絕對的陰、陽非絕對的陽」，陰陽是寬廣的、流動的概念，陽過強的時候，必須補陰瀉陽、陰過剩的時候，必須補陽瀉陰，藉此保持陰陽平衡。

在陰陽平衡的狀況下，身體才會健康。但健康也是流動性的，一週、一個月，甚至一天當中就會產生變化，陰陽一直來來回回，所以不要冀望永遠健康，即使絕對的健康，也是瞬間的現象，只要過度傾向陰或陽，就必須自我調整回原本的平衡狀態，才能夠保持健康的身心。

再怎麼了解神秘穴道的威力，如果不知道自己現在的氣的過與不足，就無法調整陰陽、維持平衡，因此，學習穴道刺激之前，必須先學習判斷陰陽氣的過與不足。

診斷陰陽過與不足的四診

中醫裡有「證」的概念，「證」就是證據、證明，掌握一個人顯示於外的陰陽平衡的證據，判斷陰陽平衡的狀態，下診斷後進行改善的治療法。在中醫當中，「掌握」證據是最重要的診斷。

中醫利用「望診」「聞診」「問診」「切診」四種診斷法下診斷。

「望診」是觀察「神色」「舌」「分部」的診斷方法。從這個人的臉色、表情、言行觀察其精神狀態，根據體態或皮膚、眼、鼻、舌等呈現於肉體的狀態下診斷。

「聞診」是聽聞這個人的聲音狀態、口腔氣味下診斷。

「問診」和西方醫學相同，詢問患者本身對於症狀的主觀描述、發育過程、既往病史等等。

「切診」是把脈、按壓穴道診斷病症的方法。

中醫師綜合這些診斷法下診斷。專家透過這些步驟，便能夠確實掌握這個人的陰陽狀態。或許這對外行人而言沒那麼容易，但一般人了解方法，有助於自我本身的健康管理，明白自己陰陽失調的程度。

●自我「望診」

四診中最常用的就是「望診」。自我觀察「臉色不太好」、「缺乏活力」，都屬於望診。

◆從臉色看內臟

(1)臉色蒼白

多半屬於氣虛（正氣不足），伴隨浮腫現象則疑似內臟疾病。

(2)臉色泛紅

整個臉部泛紅代表熱證，部分泛紅則依照對應部位，了解五臟中的某器官出現問題。

(3)臉色發黃

和西醫相同，疑似肝臟、膽囊的疾病，多為脾虛。

(4)臉色青紫

體內血液混濁的狀態，可能是瘀血或者肺氣停滯。

(5)臉色發黑

代表重病，尤其腎臟的正氣極端不足，腎虛。

◆**觀察表情**

精神狀態與內臟狀態的關係密切。五臟紊亂則身心失調，會從表情、姿勢顯現出來。

(1)暴躁、易怒

肝火過旺、氣血過剩的證據，這種狀態稱為「肝實症」。相反的，行動遲緩、缺乏自信的狀態，稱為「肝虛證」。

這些症狀出現的時候，請吃帶有酸味的食物。

(2)負面的想法、悲傷沉悶的表情

代表內心能量不足的狀態。請適度攝取辛辣食物。

(3)懶散無力、缺乏幹勁、半途而廢

掌管意思的腎臟不順，為濕重，「腎虛」的狀態，攝取一些鹽、辣的食物，能有效的改善。

◆**觀察姿勢**

⑴站不久，容易累

通勤時站在交通工具上，感覺痛苦的情況，可能是腎臟衰弱的表現，也可能是肝臟方面的疾病。

⑵坐下時身體前傾

五臟氣虛，無法對事情下正確的判斷，走路垂頭喪氣的樣子。

⑶手指麻痺不靈活

主要原因在肝臟，也疑似心臟的疾病。

⑷腰轉不動

腰、腹部僵硬，無法順暢的做腰部使力的動作，疑似腎臟的疾病。

◆**觀察舌部**

自古以來，中醫便重視舌診，舌尖代表心臟的狀態，舌中央代表肺臟，舌兩

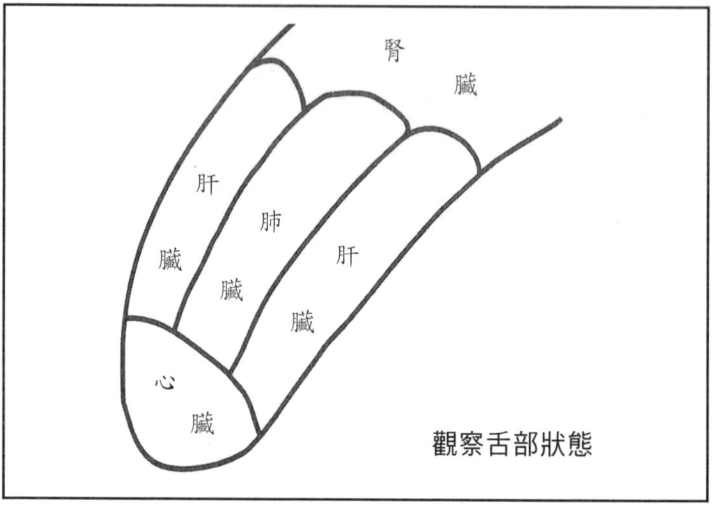

觀察舌部狀態

旁代表肝臟，舌根代表腎臟。健康的舌頭柔軟、濕潤，色澤明亮偏紅，舌苔白而薄。正常的舌色多呈淡紅狀，這是由於舌為一肌性器官的緣故。

(1)舌白

虛寒證、心臟弱，貧血。

(2)舌紅

舌尖紅多數為體質偏熱，為支氣管炎或肺炎等邪熱，舌邊紅為肝臟邪熱，舌整體鮮紅為溫熱證。

(3)舌暗紫色

說明氣滯血瘀，疑似心臟重病。舌淡紫色代表寒邪入侵肝腎或氣虛血瘀。

(4)舌苔白

多屬外感風雲之邪，是病邪的初期症狀。白苔厚且黏，代表消化不良、關節痛、濕疹等疾病。

(5)舌苔黃

黃色苔薄而光滑，多屬熱邪，代表病邪自外入侵，發黏表示胃部病變。

(6)舌苔灰黑色

舌苔黑而乾是發燒的前兆，熱邪的極度表現，火邪的狀態。

「望診」還可以從眼睛、口、鼻、尿液、排便的狀態，觀察有無異常，因此，了解自己的正常狀態是首要課題。

●自我「聞診」

聽說話的聲音、聞口氣、排泄物的氣味進行診斷。

講話聲音比較響亮的，是熱症、實症；講話聲音細小而低沉的，多是寒病、虛症。說話聲調低、口齒含混不清、乾澀結巴，是整體氣不足的狀態；聲音輕飄表示腎虛，聲音窘迫代表肺部異常；呼吸急促無力，代表元氣不足；喘得厲害，是病邪進入肺部的證據；呼吸困難，表示氣喘或心臟不健全。

口臭是消化不良；口噴臭穢，是胃中有熱；腐臭，是口腔糜爛；噯氣沒有酸味是胃弱，有腐臭味是停食不化。

大便酸臭的，是腸中有熱；便稀而腥臭的，是為虛寒。小便黃濁有臊味，是濕熱。

●自我「問診」

問診最常問關於食物的喜好。突然想吃什麼食物，表示欠缺這種食物的氣，身體想透過食物補充，藉此保持一定的平衡。因此，從食物的喜好能夠推測什麼不足？哪些部位比較弱。

(1)想吃苦味食物：表示心病。

(2)想吃辣味食物：表示肺病。

(3)想吃酸味食物：表示肝氣不足，肝虛的狀態。

(4)想吃甜味食物：表示脾虛。

(5)想吃鹹味食物：表示腎虛。

有人把問診的要點概括成「十問」歌訣：「一問寒熱二問汗，三問飲食四問便，五問頭身六問胸腹，七聾八渴俱當辨，九問舊病十問因；再兼服藥參機變；婦女應問經帶產，小兒當問麻疹斑。」

五官的狀態也能夠問診。

眼睛模糊不清，代表肝機能低下、肝虛，肝臟、自律神經系統、情緒出現異常。對臭味敏感，代表肺虛的狀態，呼吸器官出狀況或皮膚出現異常。味覺遲鈍代表心虛，循環系統或大腦機能低下。耳朵不靈光是腎虛的狀態，生殖系統、泌尿系統、荷爾蒙分泌機能下降。

身體出現疼痛的感覺，代表疼痛部位的內臟失調。胸痛表示心臟方面的疾病；肩膀僵硬疼痛，表示肺部有問題；頭部至頸部疼痛，表示肝臟的疾病；背部疼痛表示脾臟的疾病；腰痛表示腎臟的疾病。

●自我「切診」

最簡單的「切診」是「把脈」。中醫將脈搏精細分類，說明脈搏的狀態和疾病的狀態之間的關聯，這非得要專業中醫才能精通。一般健康人是一次呼吸四次脈搏，三次以下稱為遲脈，主寒證；五次以上稱為數脈，主熱證。

利用穴道的診察法很簡單，首先用手指用力按壓穴道，接著放開，按壓處立即恢復血色代表健康，呈現蒼白色代表血虛。

從四診推算陰陽

四診中出現「虛」「實」「裏」「表」等字，這是在決定「證」的時候，根據治療指針的「八綱辨證」所做的分類，因為全部有八個綱目，所以稱為八綱。

八綱的基本理論是，根據陰陽大致分別疾病的類型，依照盛衰強弱、病症的過與不足分類，了解疾病的位置，掌握疾病的前兆，運用正確的治療法。

如圖表所示，表、熱、實屬陽，裏、寒、虛屬陰。

表、裏是區別疾病根源、邪氣入侵產生疾病的部位。

陰陽	病位	病性	病勢
陽	表	熱	實
陰	裏	寒	虛

症狀在下顎以上，或者自內而外時，屬於表證；症狀在下顎以下，或者自外而內時，屬於裏證。從解剖學的角度解釋，表是指皮膚、皮下組織、肌肉、血管、頭部、背部、四肢；裏是指身體內部器官。

寒、熱是根據熱的性質判斷病狀的基準。寒證的場合出現惡寒；熱證的場合出現熱感、口渴。一般而言，焦躁、興奮、發炎、充血等症狀為熱證；遲緩、萎縮、貧血等症狀為寒證。

虛、實是指邪、正的盛衰。正氣衰退、虛弱的症狀為虛證；邪氣強盛的症狀為實證。

根據四診記載的標準自我診斷，檢查表裏、熱寒、虛實，從結果了解自己現在的陰陽傾向。依照這樣的方法大致分類，就可以配合體質的狀況和當時的症狀，診斷陰證、陽證。

●依照體質區分陰陽的標準

【陽性體質】

活動力旺盛，靜不下來。有野心，勇敢，具有冒險精神。

身體緊繃，四肢偏長，大多偏瘦
感覺體脂肪豐富，皮膚薄而有彈性。
怕熱，喜歡秋冬等寒冷季節。
常喝水，經常感覺口渴，喜歡喝涼水。
有便秘的傾向，多為腸蠕動過快引起的緊張便秘或熱性便秘。

【陰性體質】

沉著穩定，說話緩慢、發言謹慎。
喜歡安靜而行動緩慢、悠閒。
頻尿，常跑廁所。內冷導致消化不良，吃寒性食物容易腹瀉。
怕冷，喜歡溫熱食物。
胖嘟嘟的身體，給人的印象溫柔。

●依照症狀區分陰陽的標準

【陽證的症狀】

興奮的狀態

聲音宏亮
臉色紅潤
便秘
舌苔乾而黃
喉嚨乾渴
呼吸急促

【陰證的症狀】

精神萎靡
聲音小而低沉
臉色黯沉
腹瀉
動作緩慢
舌苔白而滑

按照順序自我檢查，就能夠大致了解陰陽平衡程度，區分陰證體質或陽證體質。但即使能夠進行某種程度的判斷，陰陽也會隨著四季變化、年齡、性別而不同。

例如，蔬菜屬於陰性食品，但以地面為界，根部為陽，菜葉、果實為陰。同樣根部，地下莖愈長陽氣愈強；同樣葉子，愈接近地面陽氣愈強；同樣屬於陰氣的果實，結在高大樹木上的果實，和攀爬在地面的果實，陰氣的強弱相差很大。經過加熱調理以後，陰性的菜葉也會變為陽性，因此很難一分為二區別陰陽。

陰陽平衡是健康的基礎，穴道療法講求補不足的氣、瀉多餘的氣，所以儘管困難，還是必須盡力「隨時掌握自己的陰陽狀態」。

用O型環測陰陽

《內經》文中有「陽氣者，若天與日，失其所則折壽而不彰」，強調陽氣對於人體生命活動的重要性。

無論如何，了解陰陽、維持陰陽平衡是很重要的課題，確認自己的陰陽傾向，才能夠活用神秘的穴道，補陰陽之不足。

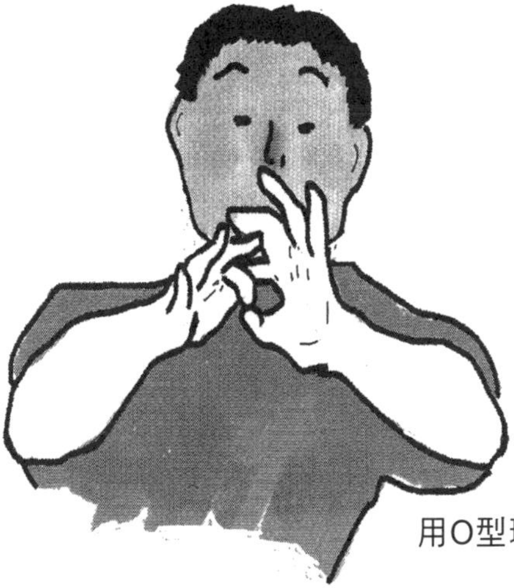

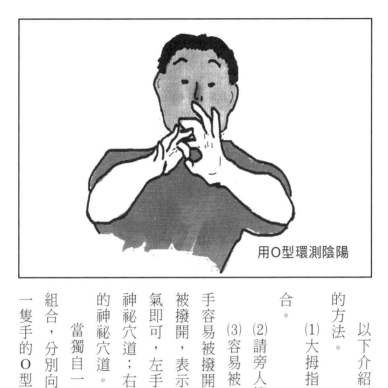

用O型環測陰陽

以下介紹利用O形環，簡單測量陰陽的方法。

(1)大拇指和食指做出O形狀，緊密接合。

(2)請旁人撥開兩手的O形狀。

(3)容易被撥開的一側，氣比較弱。左手容易被撥開，代表陰氣不足；右手容易被撥開，表示陽氣不足。只要補足不足的氣即可，左手容易被撥開，便刺激左手的神祕穴道；右手容易被撥開，便刺激右手的神祕穴道。

當獨自一人的時候，雙手做出O型環組合，分別向左右拉開O型環，應該其中一隻手的O型環先被拉開。

先被拉開的一側氣比較弱，左手被拉開，刺激左手的穴道補氣，右手被拉開，刺激右手的穴道補氣。

陰氣不足時，刺激左手的穴道補陰氣；陽氣不足時，刺激右手的穴道補陽氣。所有的穴道都同時使用中指和食指刺激，靠在穴道上，用意念想像注入氣，不要用搓揉或按壓的方式。

食指發送出陰氣，中指發送出陽氣。

尋找神秘的穴道

了解當天自己的陰陽狀態，接著便利用神秘穴道調整身心平衡。

再次確認第1章中介紹的穴道的位置，將手放在穴道附近，試著找出穴道所在。

這個動作看似簡單，實際上卻不容易。氣的出入口穴道及氣的通道經絡，在解剖學上都看不見，無法藉由實際觸摸確定它的位置。

針灸是在穴道上扎針、溫灸，不同的患者有不同的治療模式，即使身為針灸師，也無法斬釘截鐵的說某處沒有穴道。

如此說來，針灸師不就是憑感覺工作嗎？的確如此。針灸治療不像西醫有教科書，針灸師本身感覺到的氣流，真的只是一種感覺，憑著這種感覺確定穴道的存在，確定在某處的穴道進行治療，一定會有療效

雖說如此，也並非完全沒有辨別點，每一位針灸師的辨別點不盡相同，大抵而言是壓痛點和硬結。壓痛點是用手指按壓感覺疼痛的部分；硬結是肌肉緊繃的部分。

自己尋找穴道的時候，使用兩根手指在穴道附近捏捏看，用疼痛感和肌肉堅硬度來判斷穴道的位置。此外，皮膚粗糙、潮濕、溫度不同處，或者長疹子、黑痣的部分也是判斷的依據。

為什麼表現這麼多樣呢？因為即使刺激同一個人的相同穴道，不同時間會出現不同的反應，不同場所也會產生微妙的變化。甚至有針灸師主張，當身體有不適反應的時候，穴道才會出現，健康的身體找不到穴道。

再一次試著用手找尋神秘穴道，在神秘穴道區周圍壓一壓、捏一捏，不要期

待它只有像針一樣的一小點，穴道大約是〇・五公分大小，也有人說是一公分。第1章反覆強調，穴道不是一點，而是一個區域，仔細在區域內搜索，一定能夠找出最有感覺的一點。

一般找尋穴道的方法，是沿著經絡決定穴道，在經絡上一寸、二寸的位置，這裡說的一寸，是中指彎曲的第一關節到第二關節的長度。每個人的手指長度不同，因此，同樣的一寸也不同長度，所以必須沿著經絡，在穴道周圍尋找穴道。

在穴道周圍一寸的範圍內移動手指，應該不難找到穴道。現在就立即找出七個神秘穴道吧！

採取自然端正的姿勢，不自然的姿勢會使肌肉、皮膚歪曲糾結，妨礙正確的判斷。一旦決定摸索穴道的姿勢，往後再找穴道的時候，最好都用這個姿勢，例如一開始坐在椅子上找到穴道，以後就坐在椅子上找穴道；一開始採取盤腿姿勢找到穴道，以後就盤腿找穴道。

找到穴道後，做個記號。

全部穴道搜尋一次，感覺最舒服的穴道，就是當下最需要刺激的穴道。

找出七個穴道

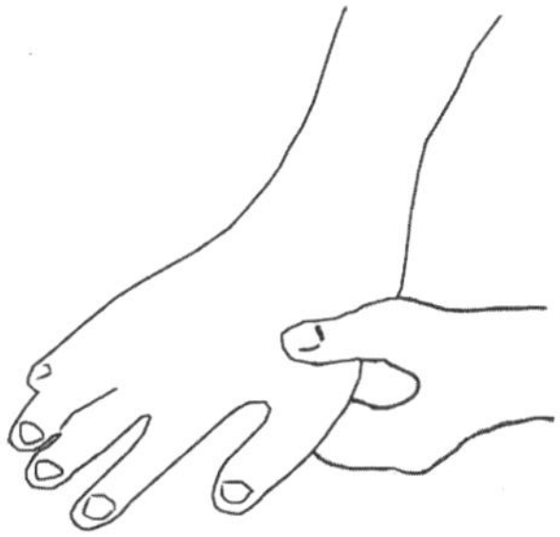

(1)試著按壓或揉捏神秘穴道附近。

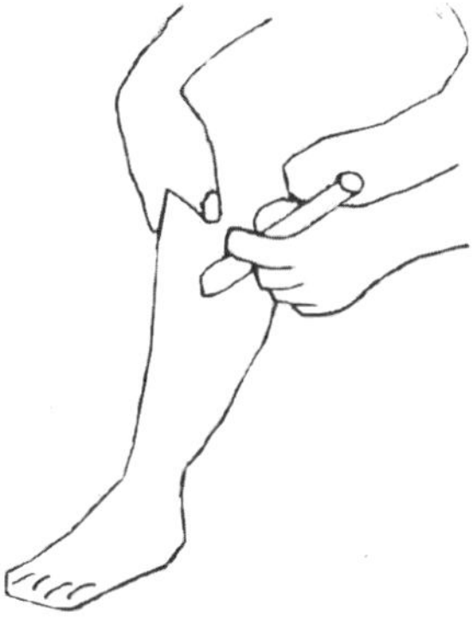

(2)在感覺最強烈的位置做記號。

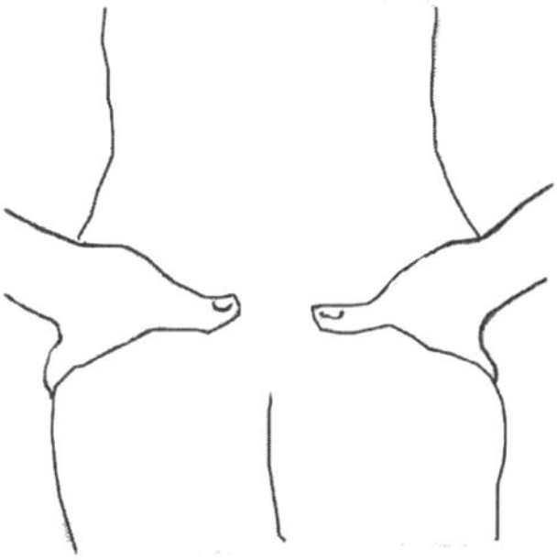

(3)七個穴道全部做記號，用手指刺激。

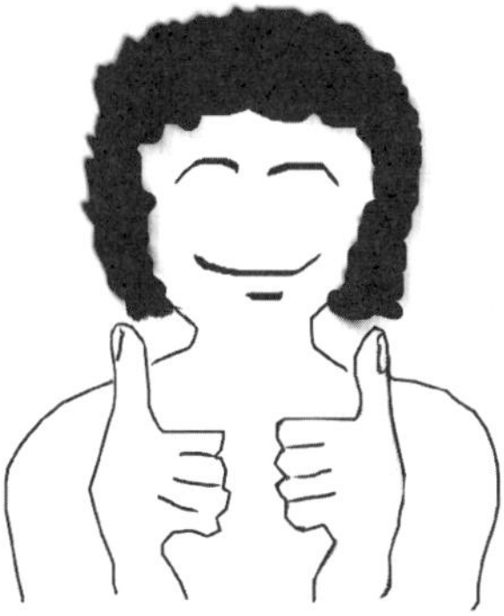

(4)結束一個循環的刺激，感覺最舒服的穴道，便是此時此刻最應該刺激的穴道。

一般而言，針和灸都必須在同一位置進行數次的刺激，為了避免移位，還是做記號比較妥當。

經過刺激感覺最舒服的穴道，表示該穴道所屬經絡的某處出現什麼問題。沒有任何感覺的穴道，表示所屬經絡氣的循環通暢。

當氣不順的問題解決之後，刺激穴道就沒有任何感覺了，所以在感覺舒暢的情況下，可以一直按摩穴道。

身體不舒服的時候，起床後先刺激穴道，夜晚也依相同順序刺激穴道。有趣的是，感覺舒服的穴道會改變，穴道的位置也會產生微妙的變化。

利用神秘穴道使重症病患甦醒的中醫師，在每一位患者身上使用的穴道都不一樣，而且針對一位患者只利用一處穴道。在危急時刻，權威中醫師不用搜尋最重要的神秘穴道，他具備立即辨別的能力。

穴道治療法的運用超乎想像，刺激足底穴道治療頭痛、在背部扎針治療眼疾等等，刺激的部位看起來和治療點無關，卻能夠達到治療的效果。

穴道位於經絡上，穴道受到刺激便透過經絡反射到達治療點。如果以到達時間計算，刺激穴道的經絡反射比不上西醫的神經反射作用；但如果比較改善程度，穴道治療遠遠超越西醫。雖然至今仍然無法解釋發生這種變化的原因，但刺激穴道除了產生類似西醫的神經反射之外，推測應該也發生體液性的某種變化。

總而言之，穴道療法是實證的療法，不是非科學的療法，只不過現在還很難達到學術性的論證。每天刺激神秘的穴道，重視自己「舒服」的感覺，也許就能夠領悟其中的奧妙，只可惜這些都只是個人主觀的感覺，無法成為客觀的結論。

神秘穴道的神秘之處

中醫的治療對象是人不是病，所以沒有和病名相對應的穴道，中醫治療的目標是提升人人與生俱來的調整能力，使不安定的身心恢復正常。

西醫使用藥品抑制症狀，利用外科手術切除病灶；中醫主張人體具備自然調整的功能，應該提高人體的自然治癒能力，恢復人原本的姿態。因此，治療效果會因每個人的身體狀態而異。

《靈樞‧終始篇》說：「凡刺之法，必察其形氣。」在針灸治療時，要根據患者的體質強弱、形體胖瘦、年齡、性別等不同情況而選用不同的穴位與手法。

身體強壯者，本來就具備較強的自然治癒能力、調整能力，再加強則力量更強；本來就虛弱的人，再怎麼加強進步也有限。

如此說來，真正需要治療的人效果有限，反而朝氣蓬勃的人效果比較好，這樣不就沒什麼意義了嗎？

究竟讓不安定的狀態恢復到原來的狀態的調整能力是什麼？確實就是氣的存在。在氣不足的狀況下，調整能力及自然治癒能力當然起不了作用，這時候最佳的方法就是吸入充足的氣。

神秘穴道是吸收氣最有力的穴道，所以瀕死的人能夠在一瞬間甦醒。

請特別注意神秘穴道。

如果身邊有氣功師父，能夠經常協助自己調整氣，那真是再好不過了，但這種機會少之又少，這時候，神秘穴道便派上用場。神秘穴道能夠吸收大量的氣，強化個人原本弱的氣，藉此提升原本虛弱的調整能力和自然治癒能力，這就是神秘穴道的原理。

第4章

運用氣療法開發潛能

將神秘穴道納入氣療法裡

得氣與否以及氣至的速遲，不僅直接關係到針灸的治療效果，而且可以藉此判斷疾病的預後。臨床上一般是得氣迅速時療效較好，得氣較慢時療效就差，不得氣時則可能療效緩慢或無效。

刺激提升生命力的神秘穴道，補充當日不足之氣，維持陰陽平衡，便能夠改善身體狀況，每日活力充沛。

每日按照以下順序刺激穴道。

(1)找尋神秘穴道的位置。

←

(2)每日按壓七處神秘穴道，找出最有感覺的穴道。

←

(3)依照當天的身體狀況，辨別陰氣與陽氣的失調情形。

←

⑷針對⑵的七處神秘穴道，補充不足的陰氣或陽氣。

肉體只不過是加入生命力的道具而已，當肉體充滿維持生命力的氣的時候，才能發揮生命體的理想作用。

最佳吸收氣的部位是神秘穴道。每日補充不足之氣，使生命活動更活潑，身體狀況更優質。身體好，動作敏捷，心情也會跟著好，生活方式變得更積極。

如果每天刺激神秘穴道能夠達到這個目標，就算是一大收穫了。

但僅止於此階段，則和西醫的對症療法沒有什麼不同。

我們更希望藉由刺激神秘穴道，達到更高境界的人格提升和自我啟發，這才是氣療法最終的目的。

氣療法是運用氣進行自我啟發的治療方法，連續刺激神秘穴道是氣療法很重要的一環，效果非常良好。

善於用科學方式思考的現代人，專長將人類進行物質化的分解，只了解眼睛看得見的物質，對於看不見的內心或生命，無法用言詞說明或分析，因此不太能掌握。

心理學的領域也一樣，隨著研究的進行，會碰到言詞無法說明的瓶頸，因此，心理學者會想辦法找出各種方法或用語，提出各種方法論。

人是肉體和心靈的綜合體，過度偏重肉體或心靈都是錯誤的。肉體痛苦心也痛苦，心痛苦肉體也痛苦。肉體割傷會流血，挨打會留下印記；但心再怎麼痛也不會出血，不會留下印記，以至於被忽略了。

中醫主張，肉體生病心也生病，心生病肉體也生病。雖然身心醫學也持相同看法，但在治療上卻偏向肉體的對症下藥。西醫理解痛苦來自於肉體和內心兩方面，卻無法將不同次元的兩者互相連結。

氣，掌管不同次元的肉體及心靈的互換性。一開始，氣療法在肉體疼痛時，能夠減輕肉體的疼痛，在心靈疼痛時，能夠減輕心靈的疼痛，而其最終的目的，是重視次元相異的兩者之間相互的作用。

因此，氣療法有二個目的，一是運用氣，控制肉體及心靈，二是運用氣，控制外在的一切。

這在氣功稱為「內氣」與「外氣」。氣療法是藉由提高內氣與外氣陶冶自己，控制自他關係，開啟自我實現之路的方法。連續刺激神秘穴道，是提高內氣與外氣非常有效的方法。

最近，有人將氣功定義為：「氣功是一種專門調動和應用人體場的能量流（內氣）的自我鍛鍊方法等。這些說法都是從某一個側面，例如字義上、功能與方法上、源流作用上、氣的本質上等給氣功所下的定義。

氣療法中神秘穴道療法的效果

氣療法的治病作用就是人們所注意的問題，有人將「氣」看成是一種古老的醫療方法。從「氣」的鍛鍊來看，以「氣」治病作用是比較顯著的，它不僅對某些疾病有較好的治療效果，而且對許多疾病，都有不同程度的治療作用。

人一旦生病，不是先想到為什麼生病，而是想盡快消除病痛；發生不幸的事情，便想要趕快脫離煩惱及痛苦，這是人之常情，也是很重要的想法。但如果只是著眼於此，對症下藥治療，下一個煩惱將接踵而至，就像利用止痛藥消除疼痛，當藥效過後疼痛又起一樣。

了解疼痛的原因很重要，但是，在疼痛的當下要思考這個問題，實在不容易，因此，第一要務當然是止痛。

氣療法最實用的是利用氣的能量減輕痛苦，先減輕痛苦再進行治療。消除痛苦不是目的，但不消除痛苦就無法有正向的思考。因此，消除痛苦，創造自我實現的環境，正是氣療法當中，神秘穴道療法的價值及目的。

根據「潛能說」的觀點，人體內有很大部分能量是被生物磁場所束縛，在一般情況下是不發揮作用的，氣療法可以激發人體內的潛在能力，而使其中的一部分能量發揮作用，從而提高機體的功能。

刺激神秘穴道的時間不拘，最好選在平靜的時間進行。許多人選擇就寢前的時刻，也許坐在床上操作很合適吧。

坐在床上依序刺激神秘穴道，刺激的方法如下。

◎刺激穴道的方法

(1)用食指和中指刺激穴道。

(2)二根手指靠在穴道上，意識集中於穴道。

(3)想像氣從這個穴道進入，當氣充分進入後，移至下一個穴道。

(4)一個循環之後，如果感覺氣充實就停止，如果感覺氣還不足，就再進行一個循環。

(5)結束的時候，盡可能地想像自己希望的狀況。初期也許會多花一點時間，習慣之後就簡單多了。

氣療法（1）

提升健康恢復力的神祕穴道療法

K先生幼年隨父親外調東南亞，直到小學三年級才回到國，因為父母親嚴格教導國語，所以返國後語言的銜接沒什麼大問題，只不過一些小習慣有些不同，倒也沒什麼大礙，就這樣進入高中、大學。

知名國立大學畢業的K先生，在一般人眼中是一位優秀的社會菁英，但他本身卻為身體健康狀態苦惱。從考大學那段時間開始，健康狀況不斷走下坡，四處求醫都不見起色，因此晚了一年才進大學。

不過，能夠考進國立大學也著實令人稱羨。

他主訴因為胸悶造成呼吸困難，甚至貧血昏倒，頭痛得很厲害。進大學就讀後，這種情況並沒有改善，對西醫已經不抱希望的K先生，轉而求助特殊療法、靈異療法，也加入宗教信仰，只不過都看不見效果。大學畢業後沒有立刻就業，邊打工邊繼續進行治療，這時，我遇見了他。

「能夠解決我的胸悶，讓我舒暢就好了……」

我想起他苦悶的表情，消瘦的臉龐，氣色不佳，說起話來沒什麼力氣，他令人感覺侷促不安，缺少年輕人該有的朝氣。

「請將兩手張開。」

我對著他的雙手送氣，問是否手部感覺熱度，他皺皺眉頭，不置可否。

「什麼感覺？」

「溫暖……」

「太好了，這種溫暖會慢慢的滲透到你的體內，你自己也能夠產生這種溫暖，練習看看。」

我當場教他自律氣功法。一週後他再度出現，臉色比第一次好多了。

「每晚睡前做自律氣功，睡眠品質變好，早上起床精神也變好，比較沒有胸悶的感覺。」

於是我又教他提升健康恢復力的神祕穴道刺激法，他認真學習，並且確實身體力行，逐漸恢復蓬勃朝氣。三個月後，他工作之餘，也申請上一間著名學府繼續進修。

「沒想到我是B肝帶原者……」

服務於一流企業的A先生，脹紅的臉部長滿了青春痘。在企業定期檢查時，發現肝臟的檢查數值偏高，進一步做精密檢查後，證實為B肝帶原者。當然不知道從何時何處傳染，醫生並沒有詳細說明，所以自己也不了解確實狀況。因為很注意日常生活，身體並沒有出現任何異常，所以幾乎不太在意它的存在。

直到有一天，擔任營業員的他，下班回家後突然嘔吐，隔天本來想照常上班，身體卻慵懶無力，到醫院檢查後緊急辦理住院，接著持續往返醫院接受治療，至今尚未復原。

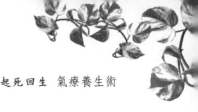

A先生想藉由傳統醫學療法讓身體恢復健康，於是透過友人介紹來接受氣療法。一開始，教他神祕穴道療法，配合氣功一起進行。

不久，肝臟檢查值恢復正常。即使是帶原者，只要不發病，日常生活均不受影響。回到公司後，轉任人事部門，過著規律的生活，並且持續練習氣功。

像K先生這種抱怨身體不適，檢查又找不出病因的人非常多，這是典型陰陽失調、氣不足的狀態，只要補充不足之氣，便可以藉由陰陽調和提升自然自癒能力，也可以說是最容易療癒的典型症狀。

像A先生這種難治的疾病，也可以藉由氣療法抑制症狀，促進自然自癒能力，即使無法完全根治，也可以有效控制住，不再發病。

●恢復健康的氣療法

刺激穴道不但能夠治療疾病、恢復健康，還因為充分吸收氣，充實體內枯竭的氣，創造陰陽平衡的身心狀態，達到增進自然治癒能力的目地。

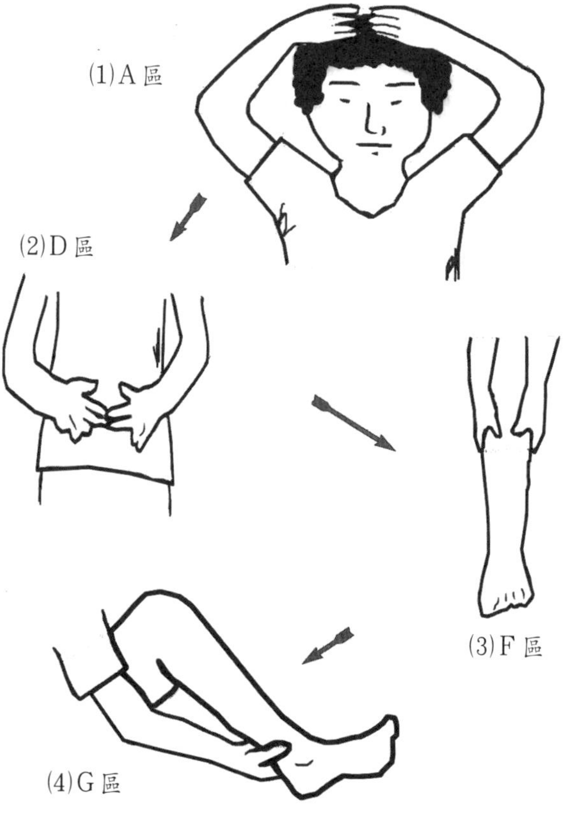

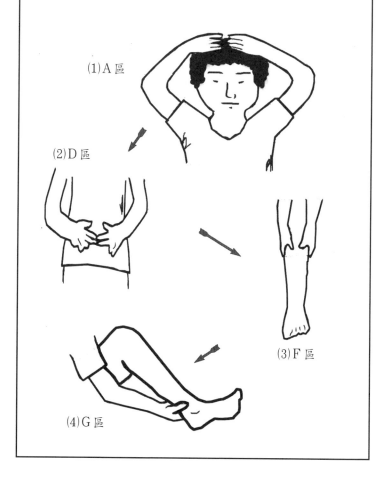

★重點

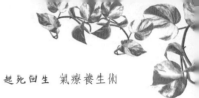

結束的時候，維持相同姿勢，想像充實的氣消滅了疾病。若治療感冒時，想像氣殺死病毒；若治療頭痛時，想像頭上的緊箍咒鬆開了，像這樣，腦海簡單的想像改善症狀的方法。

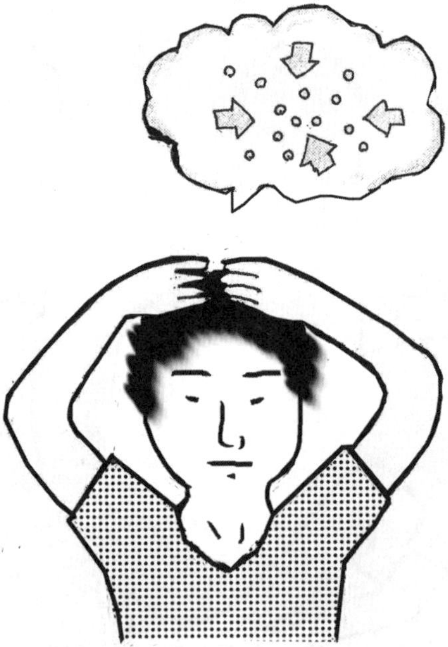

氣療法（2）

提升健康強化能力的神祕穴道療法

M女士剛動完乳癌手術，因為提早發現，所以癌細胞沒有轉移現象，腫瘤全部切除後，醫生說明再發的可能性微乎其微。即使如此，以前從未生過什麼大病的M女士，還是非常謹慎小心，希望透過運動的方式，一方面防止癌細胞復發，一方面強健體魄。

因為出院後還不到一個月，所以建議她試試看神秘穴道療法，這是強化健康的療法，不是疾病恢復的療法。

「雖然醫生說乳癌不會再復發，我當然還是會擔心，操作神秘穴道療法的同時，也開始簡單的氣功，我現在的身體狀況比手術以前還好，元氣十足，正打算去非洲旅行，紀念自己抗癌成功。」

手術後三個月，她的非洲之旅成行，旅途中仍然不中斷穴道療法，回國後看起來更富有朝氣了。

廣告公司老闆S先生，今年五十四歲，看起來很健康。

「雖然我年紀大了，但還是得繼續打拼工作，絕對不能讓自己生病倒下，不過我沒什麼時間運動，不知道有沒有什麼可以在家進行的養身方法？」

除了輕微高血壓，S先生看起來沒有任何異常，因為他希望利用簡單的方法養身，於是教他神祕穴道刺激法。

「托神秘穴道療法之福，前些時候還能夠和一群年輕人一起熬夜工作，都不覺得累。」

強化健康的神祕穴道是健康者的好夥伴，預防疾病的好方法，預防疾病就是預先將生病的種子摘除。

決定外派海外的G先生也一樣，身體沒有任何不適，體質也還不錯，但為了避免在海外生病，開始進行強化健康的穴道療法。結果外派海外三年期間平安無事，連小感冒、胃腸不適都沒有。

「受益良多，只要稍微感覺怪怪的，當天晚上立刻加強念力，進行穴道療法，隔天早上起床就完全沒事了。慶幸帶出國的藥都沒派上用場。」

R先生體質虛弱、罹患氣喘。

「我從小如此，這就是正常狀態，不認為是什麼疾病，但還是希望身體更健康、更有自信。」

這是開始的動機。他的想像很有趣，製造出一個喘息男當假想敵，每天擊敗對方。R先生想像自己像超人一樣強壯，有著足球選手般的肌肉，和現實中的自己完全不同類型，而他也在自我催眠中逐漸茁壯。

「以前怎麼樣都胖不了，沒想到穴道刺激療法如此神奇，我真的變成肌肉男……」

就算不是肌肉男，至少也轉變成為健康自信、積極敏捷的陽光青年。

有趣的是，穴道療法對於瘦身也具有效果。一開始不是以瘦身為目標，但如果從正常的角度看肥胖是異常，既然使異常恢復正常有效果，那麼肥胖這項異常當然也會消除。

Ｔ小姐自小肥胖，讀書時期也一直圓嘟嘟的，因為對身材自卑，所以從未交過男朋友。她一開始進行穴道療法的目的不是為了瘦身，但是在消除自卑心的治療過程當中，得知她的生理不順，因此鼓勵她一併調理身體。

在穴道刺激的同時，Ｔ小姐不斷想像理想的姿態，因為陰陽調和、氣血循環順暢，促進荷爾蒙正常分泌，結果在解決生理不順的同時，她的體重也開始下降。

不知道她理想像的瘦身程度，但不論如何，這種恢復健康的瘦身方式，不但沒有厭食症之類的危險性副作用，而且能夠達到健康的目的。

這種穴道療法非常適合一般健康人士，效果因個人的理想像而異，確實能夠達到自己理想中的健康狀態。

●強化健康的氣療法

　　這對於病後增進健康非常有效，也適用於一般健康人士。是任何人都可以進行的保健穴道刺激法。

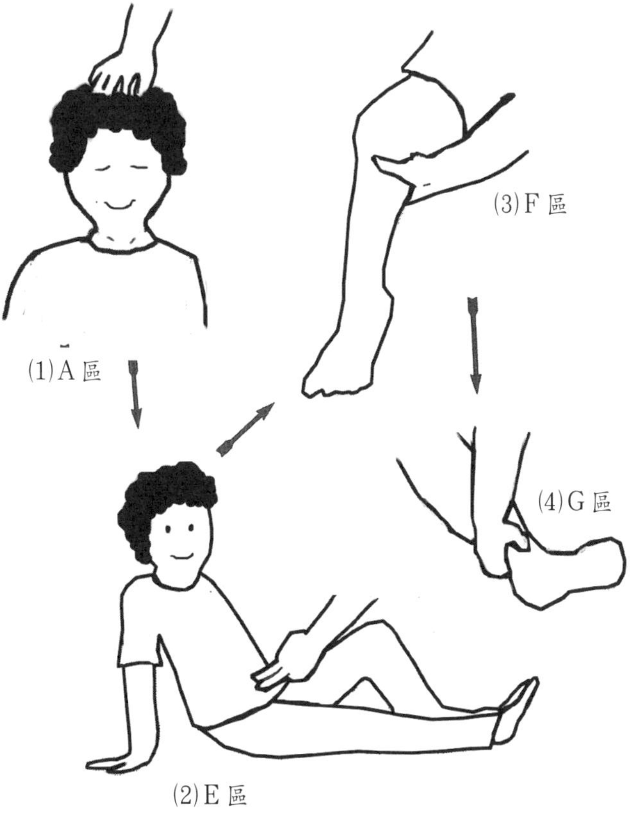

★重點

結束的時候，想像體內的氣非常充實，循環順暢，特別針對自己比較在意及虛弱的部位進行想像，單純想像自己精力充沛的姿態也很有效果。

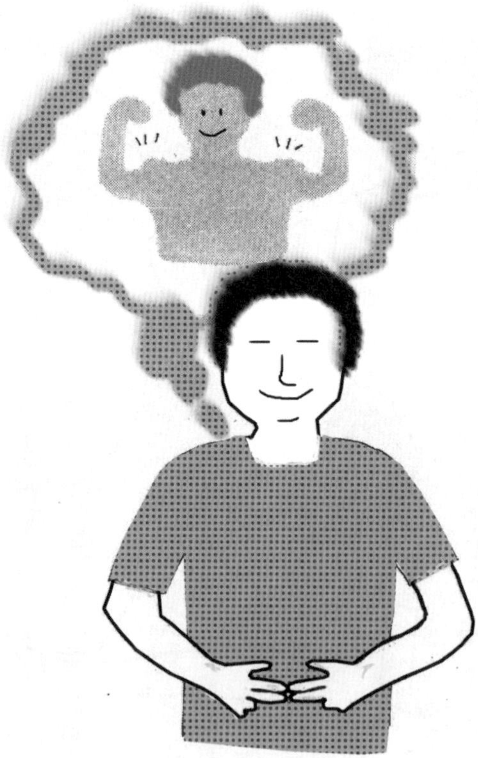

氣療法（3）

提升人際關係的神祕穴道療法

氣有兩種作用，一種是對自己身體的作用，另一種是對身外之物的作用，人際關係就屬於後者。

舉例來說，你忽然想起某人，正想打電話給對方的時候，沒想到對方就打電話過來了。這種情況看似偶然，實則不然，中間存在某種關聯性，雖然目前還無法用科學證明，但確實存在某種作用力。

佛教的真理「諸法無我」，簡單解釋，這個世界上的一切都有關聯，絕無單獨的動態存在，任何事情都不是偶然發生的，總是有一些牽連……因果關係存在。佛教教示有因就有果，因果之間沒有時間和距離的定律，並非今日種因明日得果的模式，也許是久遠到缺乏記憶所種的因，導致今日的果，也許是過去世所種的因，造成現在看見的結果。

因此，現在的現象必然是某種原因產生的結果，絕非偶然發生。

這是佛教所說的因果定律。氣也和時間、距離無關，一切都是無形的作用。

如果自己發出的氣能夠遙控對方，則氣便會影響人際關係。事實上，我們跟合得來的人能夠發展平順的人際關係；遇到比自己強的人，我們自然顯得退縮；遇到比自己弱的人，我們便握有主導權。

如上所述，如果能夠活用日常生活中不以為意的氣，憑著意念進行遙控作用，就可以創造平順的人際關係。

S先生是一位個性害羞靦腆，外表看起來瘦弱的年輕人，繼承父親的休閒產業，是外人眼中值得稱羨的第二代接班人，對當事人而言，卻苦不堪言。

「如果能夠像父親一樣豪邁磊落，就能夠贏得部屬的敬重，但我就是天性膽怯……」

「那就加強氣的訓練。」

「不，我天生如此，不可能改變……」

教S先生加強人際關係的神祕穴道刺激法，最後的想像階段就以父親的姿態為模範。另外加上氣功練習，體力增進不少，才半年的時間就令人刮目相看，不但信心十足，也成為員工信賴的老闆，事業經營得有聲有色。

上班族F先生現在是一位優秀的營業員。本來只是個貪玩愛享受的年輕人，經不起工作壓力，成績總是倒數排行榜上有名，正考慮是不是該辭職。

「大概你的認真沒有向外傳達出去，培養對外的氣，能夠讓你成為傑出的營業員。」

接受建言後，他真的很認真進行神秘穴道療法，同時開始學習氣功。大約半年的時間，他一躍而為公司的強棒，現在是公司頂尖的營業員。

服務於設計公司的C小姐，二十五年來從未有過戀愛經驗，就算遇見心動的男性，勇敢告白卻被拒絕，幾次機會都無疾而終。C小姐體型嬌小，散發出來的氣燄卻非常強烈，也許因此讓男性感到壓迫。教她運用神秘穴道療法，沒多久，她在不知不覺中所散發出的氣就溫和許多，也順利找到人生的春天。

人際關係是左右人生的重要關鍵，請務必巧妙的運用在日常生活中。

●促進人際關係的氣療法

藉由遙控氣的力量，讓對方留下好印象，也能夠獲得對方的信賴。刺激神秘穴道，能夠為人際關係增添潤滑劑，減少自己內向的意志表示，缺乏協調性的人務必一試。

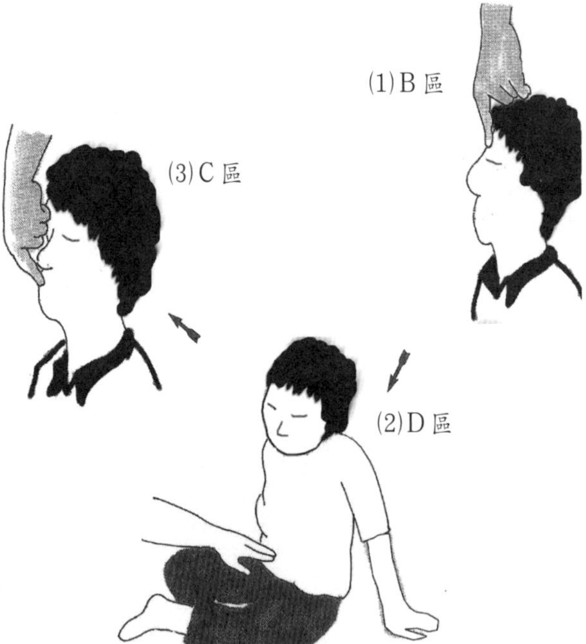

★重點

結束的時候，想像自己信心滿滿的姿態、獲得對方信任的姿態。尤其是現在已經有明確對象的人，如果希望彼此相處得更融洽，就具體的想像和這個人之間的理想人際關係，不要願望式的想像「如果能………就好了」，必須用「我是受人信賴的」「對方喜歡我」這種肯定的想像。

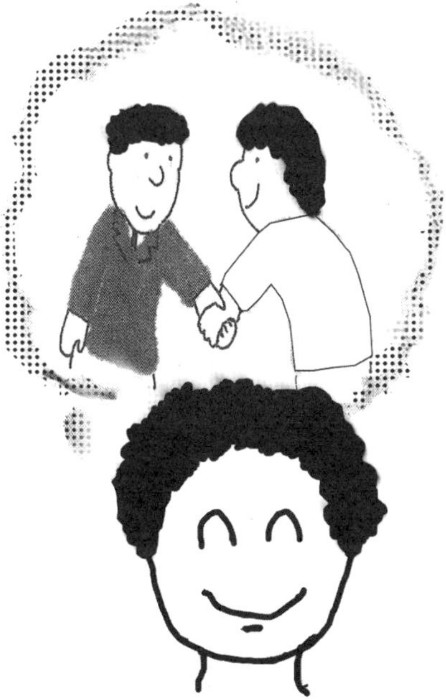

氣療法（4）

提升表現力的神祕穴道療法

唐代羅隱《途中寄懷》說：「不知何處是前程，合掌騰騰信馬行。」意即：不知道什麼地方是前程，合攏兩掌聽著馬兒的騰騰聲，任憑它往那裡走。你是否也有這種消沉思想呢？

你是不是對自己的能力自我設限？總是認為「這樣就好了」「我只能做到這裡」，不願再尋求突破。謙虛是美德，但也是明哲保身怕犯錯的藉口。

這種狀況多半發生在順境的時候，不願意冒險，只想要安逸的維持現狀。攻擊是最大的防禦，但是單純化的防禦，可能連現狀都維持不了。

我們生而為人，就應該將自己的可能性發揮到極限，中途放棄進步就等於放棄人生。

服務於廣告公司的T先生就是最好的例子。

他負責某項企畫案，不眠不休努力的結果，獲得極大的好評，之後陸續被委以幾項重要的企畫案，良好的表現讓他年少得志，比同期同事提早三年晉升課長，從這時候開始，他便鬆懈了。為了維護這個職位，他不願意再接大案子，害怕擔負太大的責任，一心只想平安順利度日。不料天不從人願，下屬不經意的閃失，讓T先生明哲保身的願望破功。

「因為下屬的錯誤，我必須負連帶責任，但我總不能一直盯著他吧！就像交通意外事故一樣，沒想到我竟然會無端的被捲入糾紛當中。」

「你認為真的是意外事故嗎？」

「現在回想起來，應該可以早一點注意到的。」

「為什麼沒有早注意呢？」

「不夠細心吧！」

為了讓心思細一點，請T先生進行提升表現力的神祕穴道療法的同時，也請他開始練習氣功。

穴道療法使體內的氣充足，氣功使充足的氣循環順暢。一開始見面時意志消沉的T先生，經過三個月的調理，已經走出失敗的陰影，恢復活力、重新燃起鬥志。T先生的氣本來就強，相信未來一定能更上一層樓。

Y先生歷經重考，終於進入理想大學，對他而言，這二年的唯一目標已經達成，現在突然失去了努力的目標。他覺得大學不是玩樂的地方，也不是學習的地方，就只是一個應該去取得文憑的地方而已。

由於與生俱來的認真性格，他每天都正常上課，也很用功讀書，但總覺得讀起來不太有勁，陷於這種氣圍當中的Y先生，在接受氣療法之前，上過各種自我啟發的課程。

「為什麼上過的自我啟發課程都沒有用處呢？」

「不是沒有用處，是缺乏亮點。」

「亮點？」

「我找不到人生的亮點，不知道為何而活。」

「人生的亮點………」

「對，人生應該有亮點。」

姑且不論他所說的人生亮點是什麼，但明顯感受到他鬱滯的氣。教導他進行提升表現力的神秘穴道療法，結果沒有用；請他試著想像理想像，但他的腦海描繪不出理想像。

因為太優秀了，所以他的想像無法固定，顯得散漫。於是我們終止穴道療法，進入氣功的領域。沒想到缺乏目標的Y先生，在氣功的世界裡找到了人生的目標，發現了人生的亮點。

為了深入學習氣功，他甚至遠赴中國深造。

即使現在過著一帆風順的生活，但也希望更上一層樓，開創更充實的人生。這絕對不是冒險，是自我啟發、自我實現之道，藉著挑戰自己的可能性，享受更有意義的人生。

泰山的水滴能穿破石頭，汲水桶的繩索能磨斷井欄。水滴不是石頭的鑽子，繩索也不是木頭的鋸子。然而日積月累的工夫，使它們穿破石頭，磨斷井欄。正好比人的意志堅定，必能克服困難，獲得成功。

●提升表現力的氣療法

讓現在已經發揮出來的能力更上一層樓的穴道刺激。適合想在工作的領域上更深入、更出類拔萃，期待獲得更大認同的人。想在弱肉強食的競爭社會上佔有一席之地，一定要不斷地提升自己的能力。提升自己的程度贏得的勝利，比拉下別人取得的勝力更有意義。

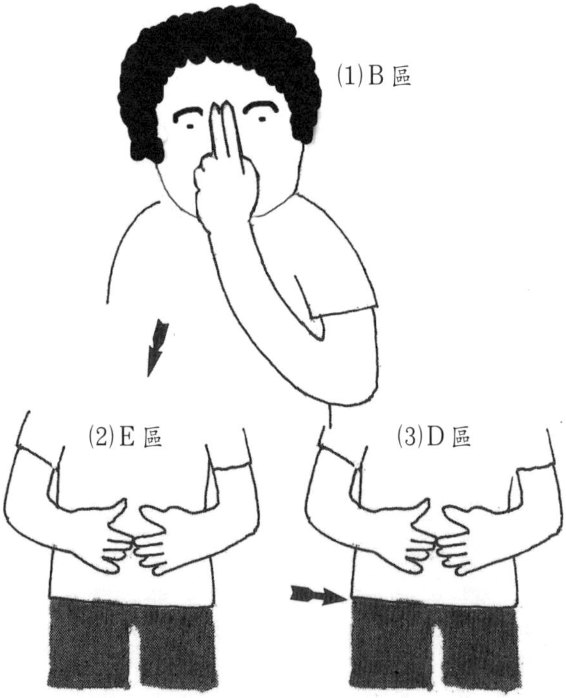

★重點

結束的時候，想像超過自己實力的姿態。若是營業員，想像完成更高的目標，獲得更好的評價；進行某件企畫案時，想像自己的構想被採用，成果豐碩的姿態。

也可以應用在興趣方面，高爾夫球便是最佳例子，想像自己揮杆的角度正確，一杆進洞的畫面。

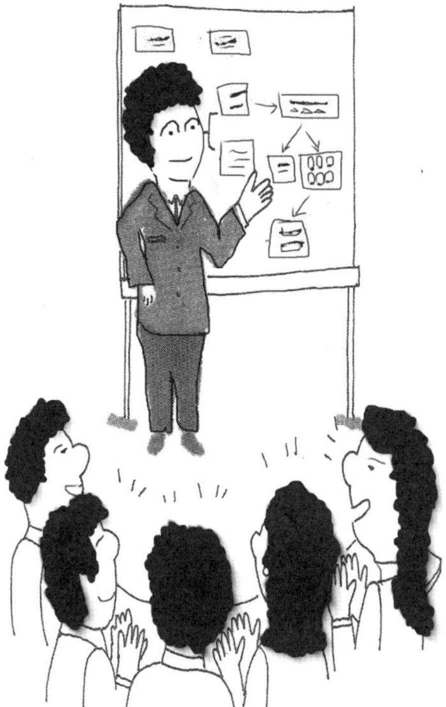

氣療法（5）

提升潛在能力的神祕穴道療法

「做任何事情都不順。」

「『做任何事情』是指做什麼事情？」

「我喜歡動畫，想從事相關工作，但酬勞都偏低，所以沒談攏。為了學習發音，特地進入學校修課，卻找不到相關工作，其他的工作我又沒興趣……」

的確，光聽F先生的敘述就覺得不順暢了，他本人應該更覺得受挫。

「你一直想從事動畫相關工作……」

「嗯……」

我不想深究他模糊的答案，直接教他激發潛在能力的神秘穴道療法。對事情不是很熱衷的F先生，並沒有按照指示進行，因此效果不彰，於是請他一併進行氣功，也許是氣功法的氣奏效，他倒是勤練氣功。

某日，他神采奕奕的表示：

「我通過試音考試，找到配音的工作了。」

從此以後，他的態度一八〇度大轉變，不但練習氣功，而且認真進行神秘穴道療法，積極的想像理想像。現在已經是活躍於業界的年輕配音員。

從這個例子來看，如果他的潛在能力沒有被開發，那麼，就算要讓自己的能力表現出來也是空轉，或許他會因為數次的挫折而步上他途。刺激開發潛在能力的穴道也能夠強化顯在能力。

一流大學畢業的T先生，有過二家上市公司工作的經驗，但接下來的履歷一片空白，究竟這期間發生了什麼事情呢？

「因為朋友成立公司，所以我辭去原來的工作去幫忙，但才半年時間，公司就倒閉了。後來，我和朋友合開公司，也是維持半年就關門大吉。接下來，我不知道該做什麼，於是到印度漂泊了二年，回國後靠打工維持生計，始終沒有找到一份安定的工作。」

二年來，他在印度思考人生的方向。

「坐而思不如起而行。」

「沒錯，但我完全找不到努力的方向，我又最討厭為了生活而工作。」

T先生喃喃地說著。

教他從神秘穴道療法開始，引導出他的潛在能力。

「有空來練練氣功吧！」

他嘗試練氣功，半年後告訴我：

「我感覺到氣的波動，與其說這是一種無形的感覺，倒不如說是一種看得見、聽得見的五官感覺，也許這就是我一直追尋方向。」

學習氣功時間不長的T先生，已經能夠利用氣為人調理身體的不順。的確，他手部發生的氣非常強烈，資質非常優秀。他以後可能再度前往印度或中國漂泊，但肯定是目標明確的旅程。

一般人單憑既有的觀念，可能無法肯定他的生活方式，以一流大學、一流企業為目標的人，多半追求符合社會期待的安定生活，雖然安定平穩的日子有些無聊，卻也不願意放棄目前的生活，開發潛在的能力。

追求這種生活方式的人，從某種意義上來說，是天命使然，和潛在意識沒有什麼鴻溝，註定扮演這樣的角色。

隨著生活節奏的加快，人們對自己的要求也變得越來越高。雖說幸福是靠自己爭取的，但萬事均不可強求，一切隨緣即可圓滿。

世間人如果沒有走在應該走的道路上，一定會在中途遭遇挫折，促使你自我修正，這時候就有必要啟發潛在的能力。

假使你對現在的生活方式產生不滿或疑問，請在尚未偏離自己的本質太遠的時候，修正自己前進的軌道。自己努力的終將會有一個結果，自己沒有努力的就不要抱有幻想。

●促進潛在能力的氣療法

開發自己的潛在能力的穴道療法。找不到自己真正想做的事情、做任何事情都不順利、運氣不好，做任何事都得不到認同等等，無法自我實現、總是抱怨時，務必一試。相信一定能夠發現自己隱藏於內部的潛在能力。

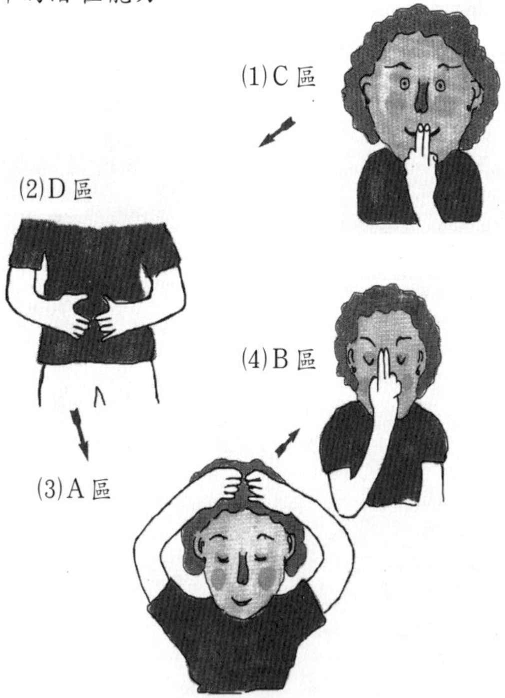

★重點

絕對不可能的事情不能當成願望，有可能性的事情才能被當成願望，人會因為願望無法實現而產生壓力。想像你願望實現的理想姿態，想當老闆時，想像成為老闆的自己姿態，如果想不出自己理想的姿態，也可以想像自己成為勝利者的姿態，接著，便能夠明確地看見潛藏於內在的能力。

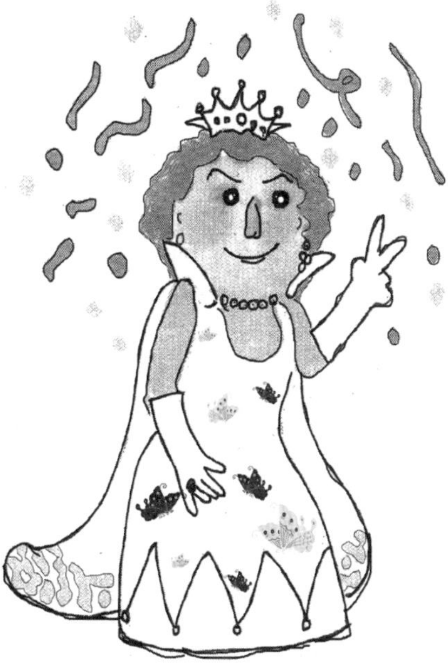

穴道療法與氣功配合

刺激神秘的穴道屬於靜態的方法，類似冥想和禪。最重要的是吸收氣，使氣充滿於體內的意志力和集中力。因為是在身體靜止的狀態下進行，所以即使缺乏體力或生病的人也可以操作。

如果是身體活動自如的人，同時配合簡單的氣功，效果更明顯。

中國的氣功概念當中，存在超過三千種呼吸法，歷史非常久遠。傳聞釋迦摩尼佛藉由呼吸法達到了悟的境界，可見呼吸法的重要性。甚至藉由呼吸法便可以治療多種疾病。

氣功的主要特徵是，巧妙的調和人的精神、肉體及呼吸，藉此產生「真氣」。正確練習氣功，能夠達到強健身心、預防疾病、防止早衰、延年益壽的目的。氣功起源於四千年前以上，當時已經開始運用稱為「舞」的氣功法進行治療，脈脈傳承至今。

春秋戰國時代（西元前七七〇～二二一年），有關氣功的理論和方法，記載於《行氣玉佩銘》中。中國最古老的醫學書《黃帝內經・素問》，對於氣功也有詳細的敘述。當中以陰陽五行說為主幹，解說人類的生理、解剖、病理、養生法、針灸等等，在說明氣與疾病的關係的同時，也說明氣功的效用。

在中醫史上留名的中醫師，也利用氣功進行有效的治療。氣功是公認疾病預防及治癒效果卓著的療法。

本書在氣療法中也充分運用氣功，並且確實看見效果。

科學家已明確地指出，未來的醫療保健中，像氣功療法這種自我保健、自我調理為主的整體療法，將會成為人們增進身心健康，免遭疾病之苦的良方。

氣功雖然能夠治療多種疾病，但不是百病皆治，氣功有一定的科學性，也是一種較好的病人可以自己掌握的治病方法。

以下說明氣療法中使用的氣功法。

容易緊張的B先生，肩膀非常僵硬，每晚不按摩就無法入眠，半年前，他為了改善身體狀況開始練習氣功。

「身體僵硬的狀況還沒解決，但至少輕鬆一點了。」

最簡單適合初學者的放鬆方法，是仰躺進行腹式呼吸，呼吸得到的氣稱為「空氣」，光是「空氣」就足以讓我們感覺放鬆。

「想像」的場合，使用稱為松果氣的氣。幻想體內的氣在流動，從哪一點開始都可以，一直追著氣跑。

氣本來就是在體內流動，專家能夠掌握氣流的狀態，初學者用想像即可，不了解氣流的路徑也無妨，就好像水從頭頂往下流，自然會流到腳部，隨著想像的進行，氣流會逐漸變強，感覺也會更明顯。初期想像的時候，也許氣流會變來變去，熟悉之後，氣流便會固定順著經絡流動。

「最好是從身體健康的時候就開始練氣功，才能夠培養毅力，對任何事情都不輕易放棄。」

C女士認為思想正向、想法平衡很重要。人在生病的時候，很容易陷入負面思考。相反的，恢復期會出現正向思考，練習氣功有助於正向思考，即使沒有特別意識，身體也會往正向進步。

中國思想屬於結果論，只要結果好就好，不會特別去追究為什麼，因此往往被批評為非科學，事實上，它的效果只是未科學，在科學證實之前，已經獲得「實證」的支持，與其講究科不科學，不如從實際病歷看結果，好的結果比任何理論都重要。

氣功的輔助力

已經練氣功三年半的A先生，每年到了九月身體就不好，自從練習氣功以後，情況改善不少。練習氣功無法期待像奇蹟般治療一切病症，氣功雖然是一切的基礎，但不是凡事都能夠靠氣功解決。

氣功是主力，有必要藉由充分的輔助力，使氣更加充實。

人類藉由攝取食物獲得能量，現代營養學以卡路里說明能量，卡路里就是熱量，分析食品，即可了解攝取某種食品能夠獲得的能量。一定量的食物具有相同的熱量，照道理說，攝取一定量的食物，所有的人都會獲得相同的能量。

事實卻不然，並非人人攝取相同的食物都能夠產生相同的能量。有些人能將攝取的食物全部轉化為能量，有些人卻只能產生一半的能量，就像吃下相同的食物，有些人胖、有些人瘦一樣。

現代營養學無法解釋的這項差異，究竟是什麼原因？

中醫學主張，攝取的食物一旦轉變為氣之後，便成為能量。導入這種思想，我們即可簡單說明，為什麼吃一樣的食物，有些人胖、有些人瘦的原因了。即使攝取相同的食物，但每個人從食物吸收到的氣有差異，無法吸收氣的人，氣的循環不順，產生的能量也比較少。

試著比較餐前餐後的手腕，餐後應該是胖一些，這稱為地氣，飲食就是我們攝取地氣的工具。

針灸、按摩、藥品、整脊等等，都是產生氣的輔助力，充分利用這些輔助力，搭配氣功練習，則如虎添翼，更加能夠達成自我的期待。

利用氣功控制氣

《淮南子・原道訓》說：「夫形者生之舍也，氣者生之充也，神者生之制也……今人之所以睦然能視，瞀然能聽，形體能抗，而百節屈伸，察能分白黑視醜美，而知能別同異明是非者，何也？氣為之充而神為之使也。」

明確的說明，氣是世上萬物運動變化過程中，賦予其生命的那個事物。

氣功的「氣」是呼吸的意思，「功」有調整呼吸、姿勢、維持平衡的意思。藉由呼吸吸入空氣，吸收並自在的控制空氣中的氣＝生命能量的方法，就是氣功。當生命能量充實的時候，才能夠擁有強健的身心，從內在產生無限的威力。

中醫稱「氣血相依」，說明了氣和血的關係，氣的循環好，血的循環就好；血的循環好，氣的循環也好。

總而言之，掌管身心健康，使氣的循環順暢，讓自己的能力充分發揮的方法論，就是氣功法。

氣功有很多種類，例如硬氣功（武術氣功）和軟氣功（保健氣功），武術氣功將氣運用在武術方面，類似利用氣舉起一個大男人拋出去的畫面。

保健氣功的目的是保護自己的身心健康，並且為他人治療疾病。保健氣功又分為伴隨動作的「動功」，以及完全靜態讓氣循環的「靜功」。

也有內氣功和外氣功的分類，內氣功是使自己體內的氣循環，外氣功是使自己周圍的氣循環。

我們為了維持身心健康所進行的氣功，融合了內氣功與外氣功。吸收體外的氣，氣進入體內後在體內循環，循環過的氣散發到體外，影響他人、其他生物及大地的氣的循環。

氣功最吸引人的就是簡單又有效，任何人在任何場所都可以進行。氣功有一定的型式，在了解氣流、掌握氣流以後，就完全不必按照型式進行，可以順著自己的氣流，創造出自己的一套型式。

與其他的運動或修行比較起來，氣功毫無痛苦，基本上是配合大地的氣的節奏活動身體。

氣功有三要素，調心、調息、調身。

●調　心

調心是氣功三要素中最難掌握的一個要領，有所謂「蓋心猿意馬，最難調伏」。是氣功取得治療效果的最重要因素。

調心即運用意識，是控制自己的意識，引導至無雜念的平靜狀態，稱為入靜。讓思考、感情停止，解除緊張狀態，身心完全放鬆。

從解剖學解釋，這是使大腦皮質休息的狀態。大腦皮質有新皮質和舊皮質，舊皮質掌管潛在意識，人和動物的大小幾乎相同；新皮質是人類的專屬品，在其他動物的大腦裡看不見，這部分掌管判斷、感情、創造、計算等等。

現代人過度使用新皮質，以至於抑制了腦幹和舊皮質的機能。氣功透過讓新皮質休息的方式，恢復人類本來的生命力。

●調　息

有人說：「調息就是用後天之氣啟動，培補先天元氣的一種方法。」從醫學的觀點來看，調息就是吸取普通訊息量，以減少意向訊息量的衰減，彌補意向訊息的不足。

調息即呼吸的控制，是有意識的進行深層腹式呼吸，藉此調整呼吸。

腹式呼吸吸入新鮮的氧氣，促進新陳代謝，藉由吸入天地自然之氣，排出體內的二氧化碳，鍛鍊體內的氣。透過深且長的呼吸法刺激自律神經，活化內臟機能，加速血液循環，因此，單純進行腹式呼吸便能夠達到許多養身的效果。

●調身

調身即形體調整，是調整身體的姿勢，使氣流順暢的自然姿態。就是在練功中，按照功法的要求和個人的具體情況，調整自己的身體姿勢，把身體姿勢擺好，以利全身鬆弛，動作正確，使整個身體適應氣血流通。

氣功的姿勢和動作，最大的特徵是緩慢圓融，使氣的循環流暢，不以伸展體操的效果為目的。

調身是消除人體的各個部位的一切外來的內在的壓迫，讓整個人體處於最佳的自然生理狀態。

氣功的這三項原則，能夠為健康帶來種種效果。

它對神經系統的生理作用產生的效果。進行氣功時的腦波是放鬆狀態的α波，保持這種腦波狀態，能夠調整因過度緊張興奮帶來的混亂，使身心恢復正常。

掌管內臟的自律神經，透過交感神經和副交感神經維持平衡，因疾病和壓力造成的失調狀態，稱為自律神經失調，藉由氣功法，能夠抑制自律神經的異常反應。

對循環系統產生的生理作用也不容忽視，練習氣功可以增加手腳、身體各部位的溫度，不論體內體表都有暖流通過的感覺，實際用體表溫度測定儀器觀察，發現手部皮膚溫度上升二～三度，練習結束後三十分鐘～一小時，逐漸恢復原來的溫度。

氣功認為這是「內氣」充足的狀態，「內氣」充足的狀況下，氣在體內循環後散發到體外，這稱為「外氣」。

氣的循環順暢帶動血液循環良好，手腳毛細血管擴張，血液量增加，高血壓的人血壓下降、低血壓的人血壓上升，因此，氣功在控制血壓方面的效果顯著。

氣功中使用的呼吸法，增進肺部通氣機能，公認經過氣功鍛鍊的人，肺活量明顯增大，數據顯示，一般健康男性一分鐘呼吸數為十六・五次，經過氣功鍛鍊後，減少為六・五次。

呼吸次數減少代表氧氣消耗量減少，沒有代謝造成的損失，提升能量積蓄在體內的效果，這部分在生病的狀態下，有助於恢復身體健康。

沒練過氣功的人，深呼吸時橫膈膜運動的寬度約一・七公分，經過氣功訓練的人，橫膈膜運動寬度達到五公分。

橫膈膜寬度廣，腹腔內的壓力大，對內臟產生按摩的效果，促進胃腸蠕動，提升消化機能。因此，胃潰瘍、十二指腸潰瘍的患者，練習氣功的效果非常好。

再者，練習氣功促使腦下垂體、副腎機能亢進，荷爾蒙分泌旺盛，尿液糖分調整機能提高。

氣功的種類與體系

古代氣功被視為是「長生不老」的仙術，這是不切實際的幻想，人類生命能量俱備生死的特性，誕生、成長、衰退、死滅是自然的真理。據傳仙人可以活到二五〇歲，現代科學表示，人的壽命極限是一六〇歲。

人類細胞壽命最長的是腦細胞和心肌細胞，有一五〇年的壽命，其他的細胞壽命更短，但可以藉由新陳代謝再生，只有最長壽的腦細胞和心肌細胞無法再生，十歲左右完成後便等待死滅。

雖然人類可以活到一五〇～一六〇歲，但是放任身心不管，則無法獲得充實的生活。即使我們不期待如仙人般長壽，卻也要在有生之年培養身心之氣，度過充實的人生，這也正是氣功存在的目的。

氣功法當中的動功，簡單易學，是兼具呼吸效果和運動效果的健康法。動功是透過肢體運動的氣功訓練，中國氣功專家秉持「身心因活動而強健」的信念，這種想法也風行於世界各地。

中國古代名醫華陀說道：

「人體欲得勞動，但不當使極耳，動搖則穀氣得消，血脈流通，病不得生，譬如戶樞，終不朽也。」

以此思想為根基，華陀創作了兼具醫療保健及運動效果的「五禽戲」。每一禽戲由若干動作組合而成，現在廣泛應用於治療疾病和復健體操中。

提到運動有益身心，一般人很快會聯想到慢跑、打網球等運動，但氣功法的動功和一般的體育運動不同，動功是將肢體運動與呼吸吐納結合，集中意念於丹田，整體而言，動功巧妙地調合靜與動、內氣與外氣、剛與柔、緊張與弛緩，是保健強身的體操。

氣功的種類與體系

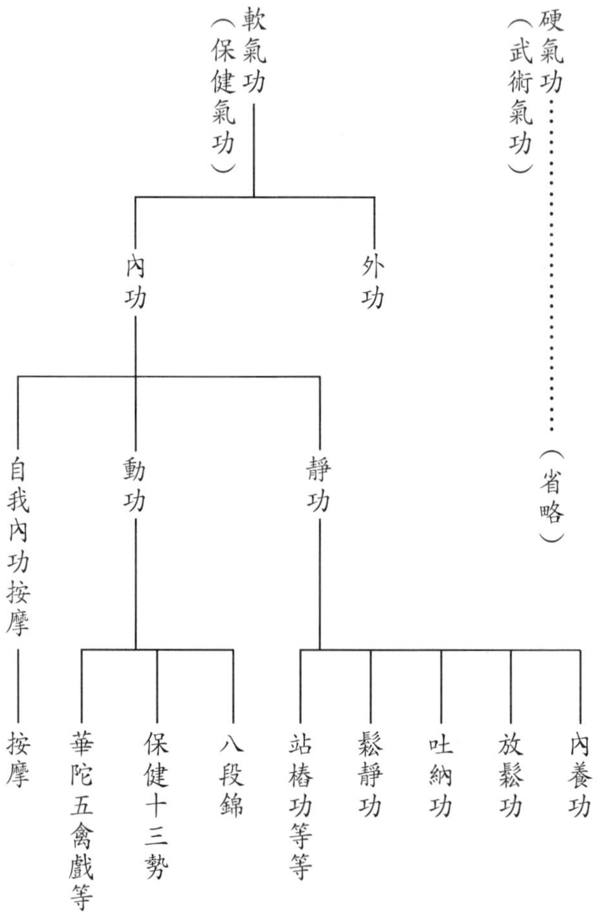
硬氣功（武術氣功）
（省略）
軟氣功（保健氣功）
外功
內功
靜功
動功
自我內功按摩
內養功
放鬆功
吐納功
鬆靜功
站樁功等等
八段錦
保健十三勢
華陀五禽戲等
按摩

進行動功的時候，「意守丹田」非常重要，就是意念集中於丹田，和心理療法當中，廣受歐美各國運用的自律訓練法類似，重點是將想像力加進運動裡。

因此，動功除了身體的運動效果，也兼具以下各種效果。

(1)對人際關係發揮正面的影響力。

(2)提升自己的實力。

(3)開發潛在能力。

(4)增強自然治癒能力。

(5)促進健康。

本書以「五禽戲」為基本，介紹簡單易學的五煉氣功，希望大家每天練習。

五禽戲源自中國古代導引術，傳自名醫華佗。據考證，導引術在春秋戰國時期已為養生家必習項目。《莊子・刻意篇》中即記載：「吹噓呼吸，吐故納新，熊經鳥伸，為壽而已矣。此導引之士，養形之人，彭祖壽考者之所好也。」

一開始進行動功的時候，以自然呼吸為主體，在反覆練習當中，慢慢調整為深度的腹式呼吸，呼吸方法各有不同，分別依照對應的呼吸法進行保健氣功。

實際操作五煉氣功

【熊】大周天：進行三次

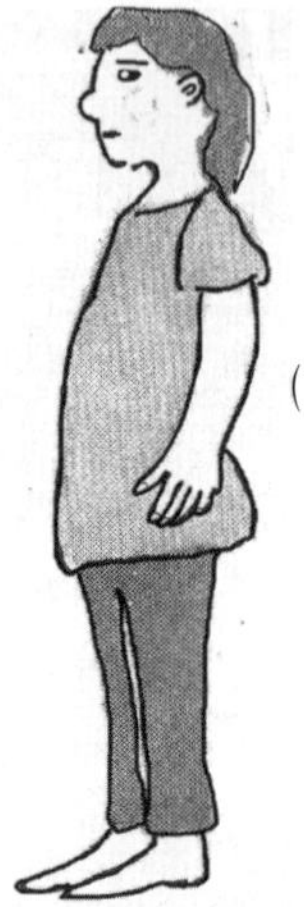

(1)站立，雙腳分開約半步的距離，雙手自然下垂，手掌膨脹像握住氣球一般的形狀。

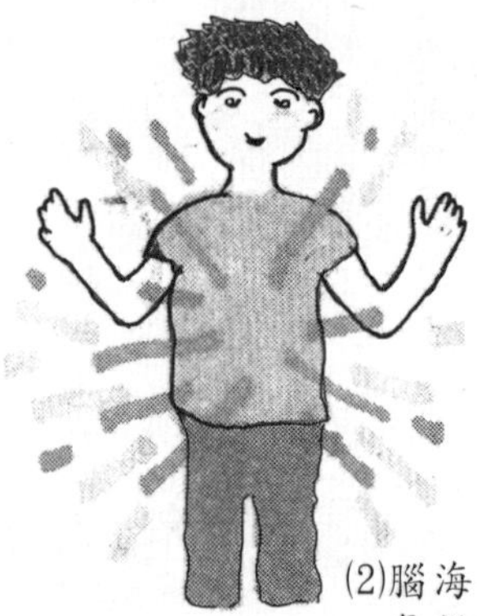

(2)腦海想像真氣從腹部向四面八方放射出去的畫面。

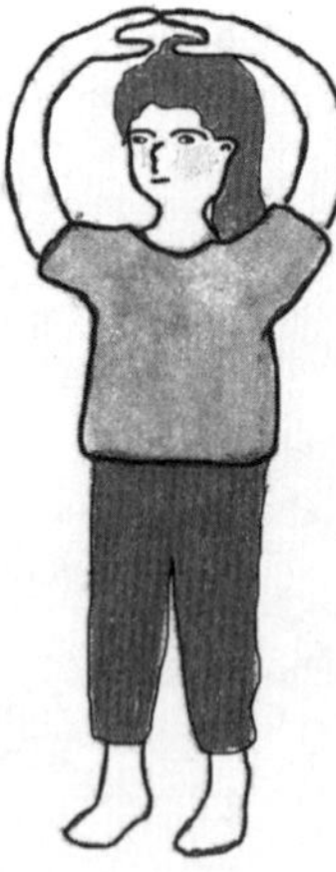

(3)伸展背部的同時，想像體內的真氣從頭頂的百會向天空冒出，同時雙手自然往上舉。這時候注意縮下顎、中指和食指併攏、視線保持水平，不要四處張望。

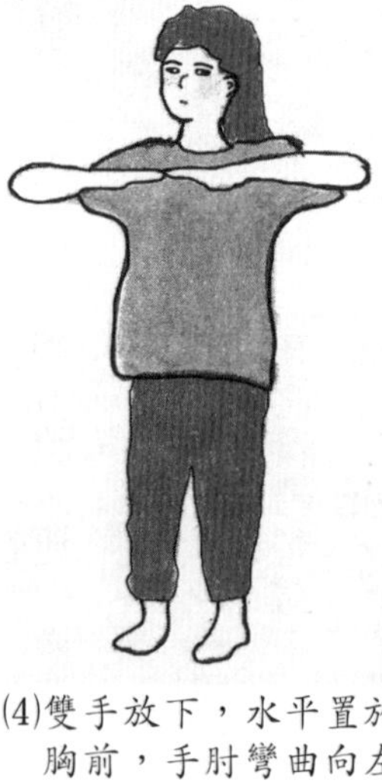

(4)雙手放下，水平置於胸前，手肘彎曲向左右張開。這時候用力「咻—咻—」吐氣二次。

⑸雙手放下回到原位，雙手中指互相碰觸，邊吐氣邊彎腰向下，放鬆吐氣，結束後回到最初的姿勢，調整呼吸。到練氣養氣的目的。

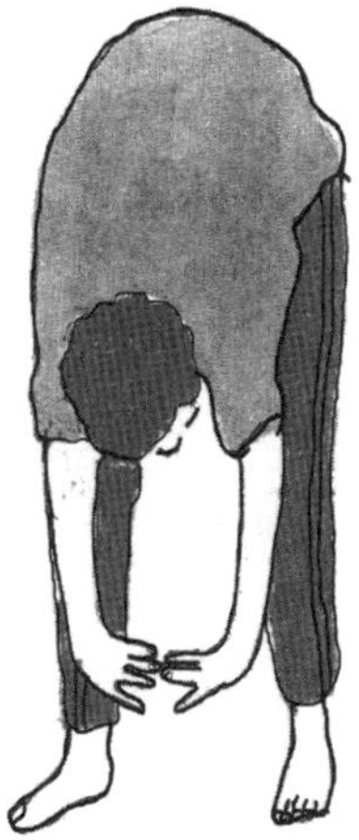

⑹重複相同的動作。

◆注意事項

雙手向上舉的時候，身體不要晃動，彷彿大拇指被往上拉的感覺，慢慢的往上升起。

可以依照自己的速度舉起雙手，但是必須隨時留意自己站立的姿勢。

氣功是鼓舞氣的動作，亦即練氣養氣的作業。運動的時候，不是等待氣自然發生，必須靠自己的意識創造氣。所有的動作都是意識性的，當意識做出姿勢的時候，隨著姿勢變化，氣流也會跟著改變。用意識調整姿勢，達到練氣養氣的目的。

【猿】必須進行二次，達到陰陽平衡。

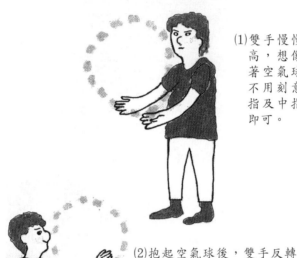

(1)雙手慢慢往上抬高，想像手上抱著空氣球，意識不用刻意放在食指及中指，放鬆即可。

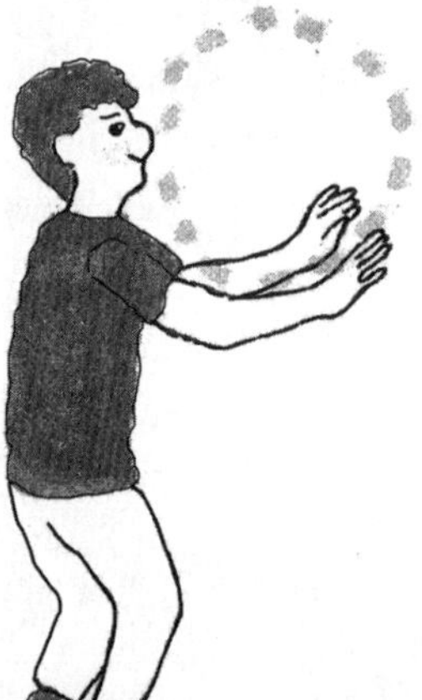

(2)抱起空氣球後，雙手反轉手掌向下、屈膝，保持上身不動，蹲下，臀部盡量不要突出於腳跟後面。

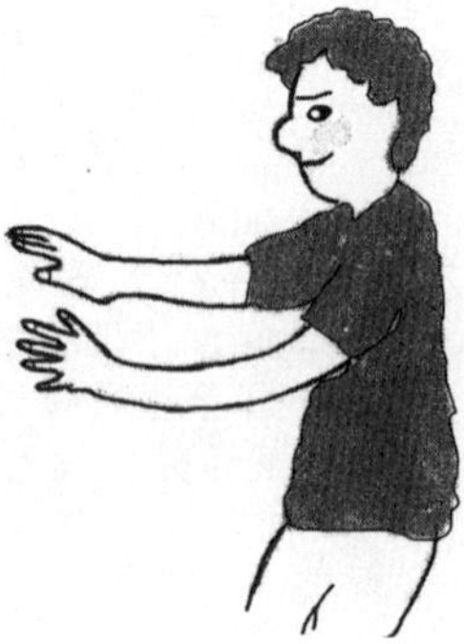

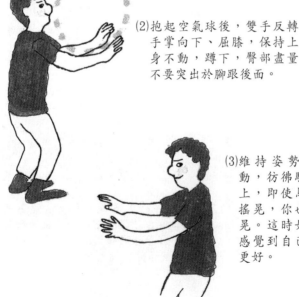

(3)維持姿勢靜止不動，彷彿騎在馬背上，即使馬匹左右搖晃，你也不能搖晃。這時如果能夠感覺到自己產生氣更好。

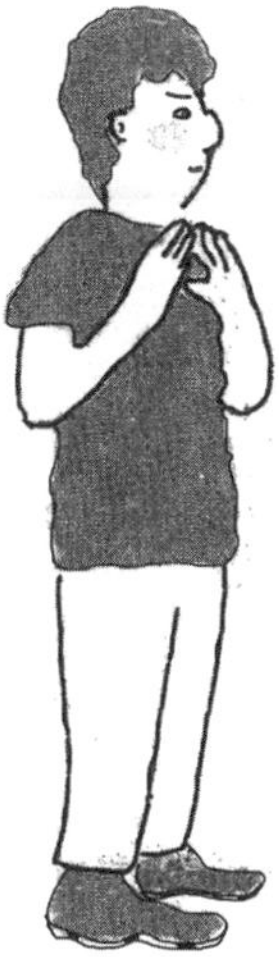

(4)膝蓋慢慢伸直，雙手手指組合成三角形，置於心窩附近，此時溫暖的感覺很重要。

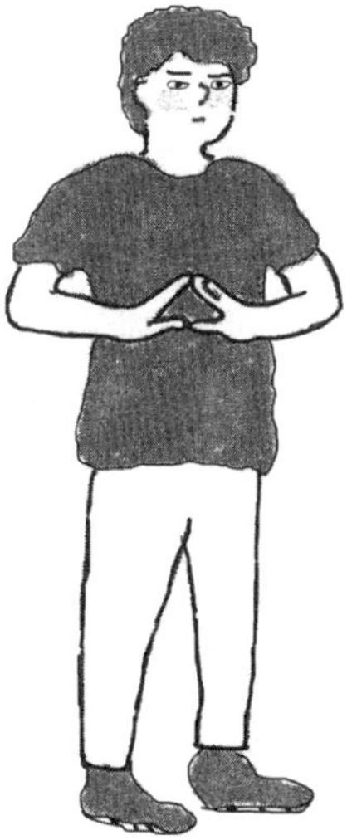

(5)接著，雙手像抱著空氣球般緩緩下降，慢慢調整呼吸，回到原來的位置。

中國古代有人一整天對著樹木練功，猿戲的姿勢為其代表，看起來彷彿和樹木對話一般。

【水牛】

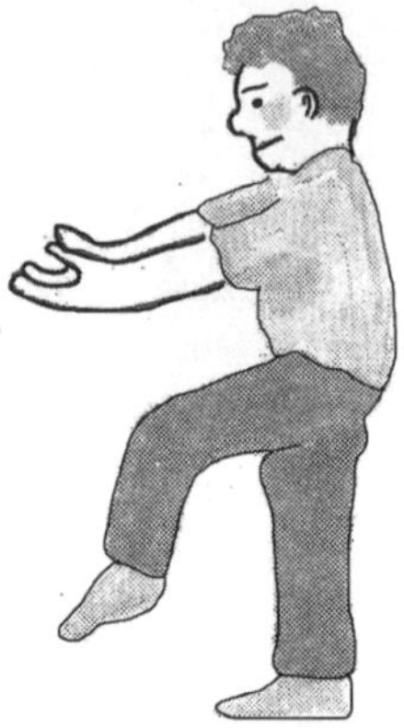

(1)掌心朝上、雙手向前伸，手向上抬高的同時，左腳也慢慢往上抬高，固定不能搖晃。

(2)腳放下，身體前傾，「哈—」吐氣的同時，手向前伸出。

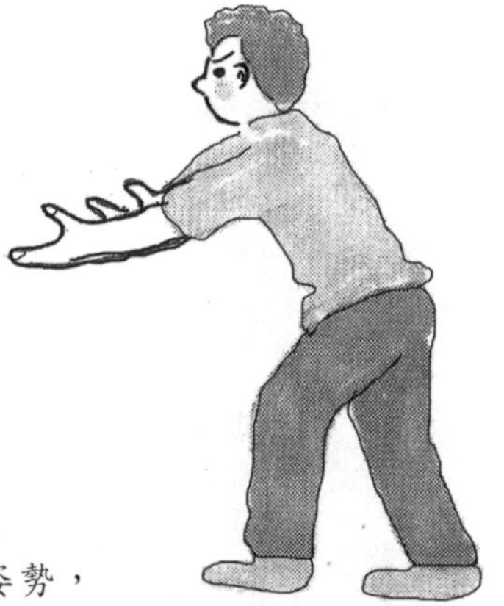

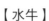

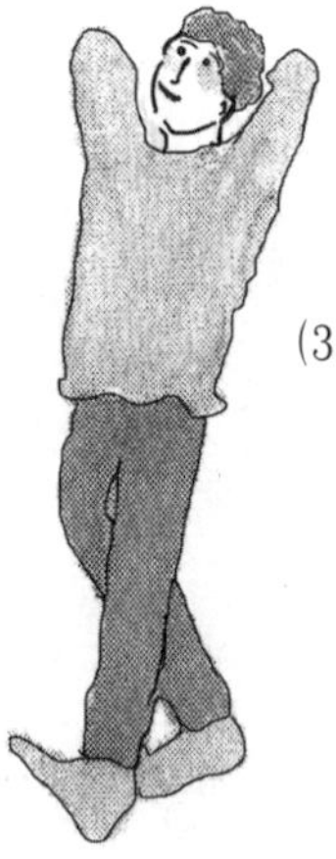

(3)從前傾的姿勢，手部一股作氣往背後反彈出，身體後仰，很像水牛角被往後拉的感覺，臉部不必刻意向著前方看，順勢和身體一起向後仰。

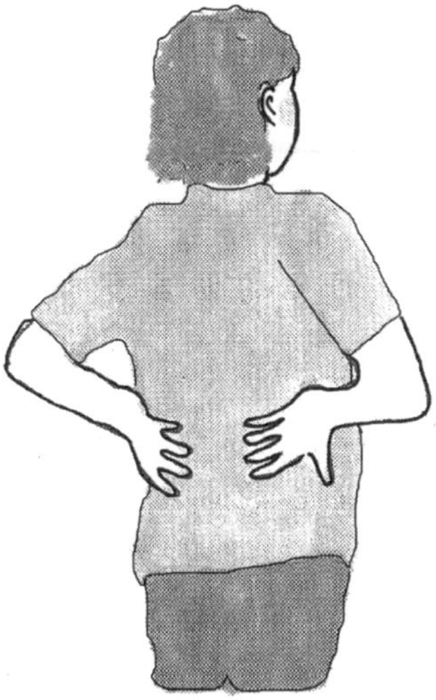

⑷回到原來的姿勢，雙手放在腰後，有溫暖的感覺。手的位置相當於腎臟的位置，陰氣以腎臟系統為中心，藉由手的傳遞，感覺將自己的氣送到腎臟。想像氣在體內各臟器之間循環，有助增強自然治癒能力，想像的時間盡可能長一些。

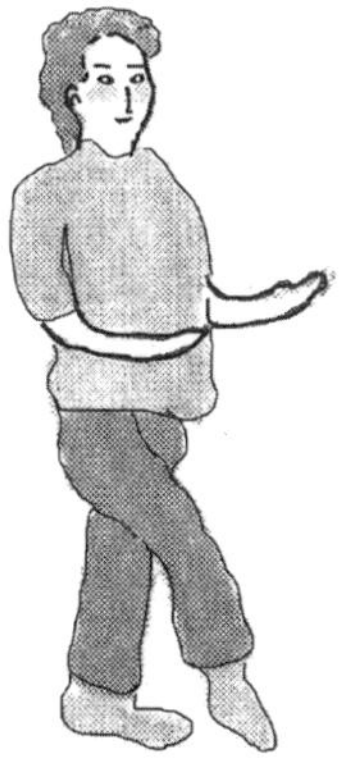

⑹調整呼吸的同時重複一次動作，這次換成右腳慢慢往上抬高。

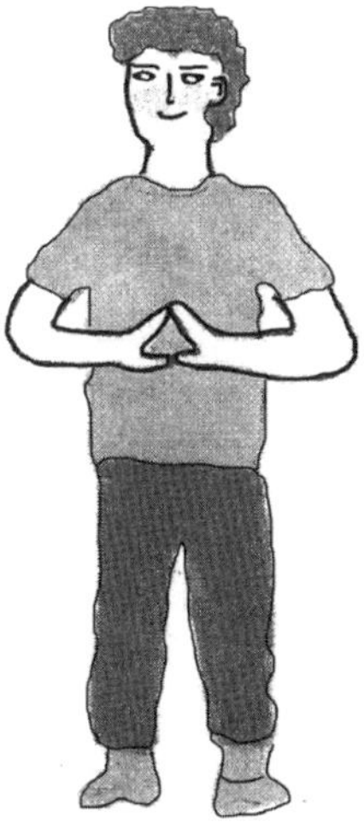

⑸感覺溫暖的手回到前面，在心窩處呈三角形，想像手裡抱著空氣球，接著慢慢回到原位，調整呼吸。

【龍】

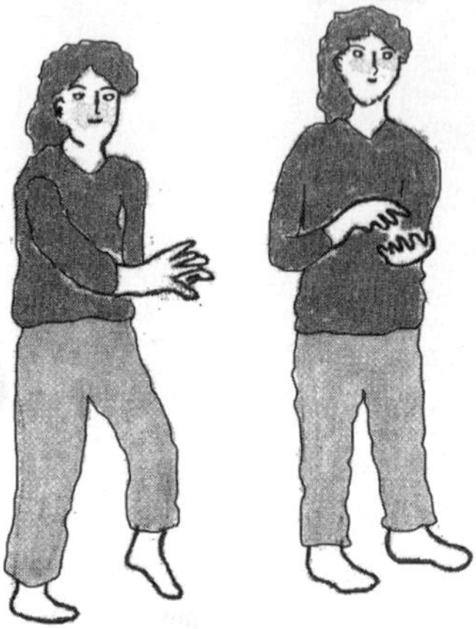

(1)雙手抱著空氣球般，自然抬高到胸前，掌心相向，左手在下方。

(2)慢慢吸氣的同時，左腳往上抬高，雙手大拇指和小指頭靠在一起做出龍的口形。

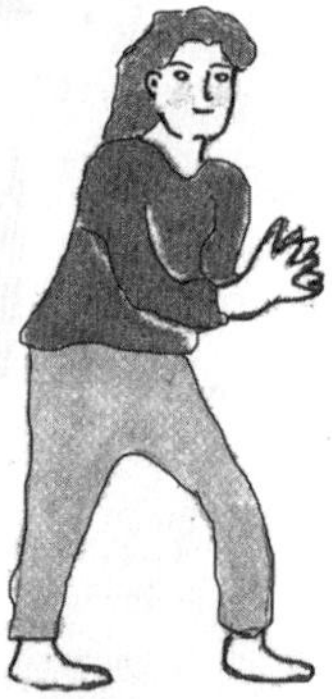

(3)吸氣充足後，左腳放下的同時身體前傾，手向前伸直輕輕吐氣。

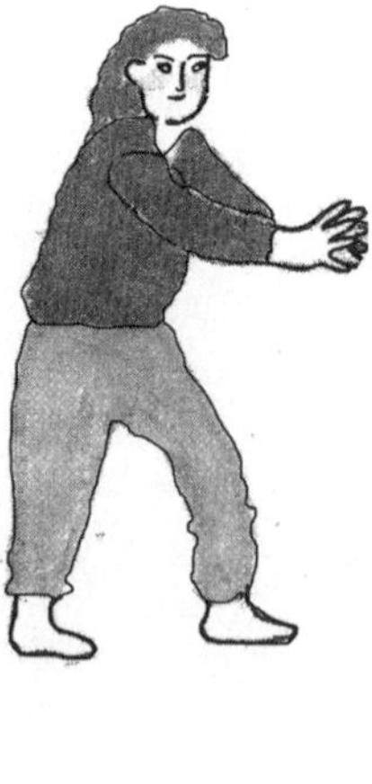

4)接著用力吸氣、雙手縮回兩側原來的位置後，再次向前伸直，同時用力「哈—」吐氣。這時候感覺從雙手作成的龍口吐出真氣，吸入能量。

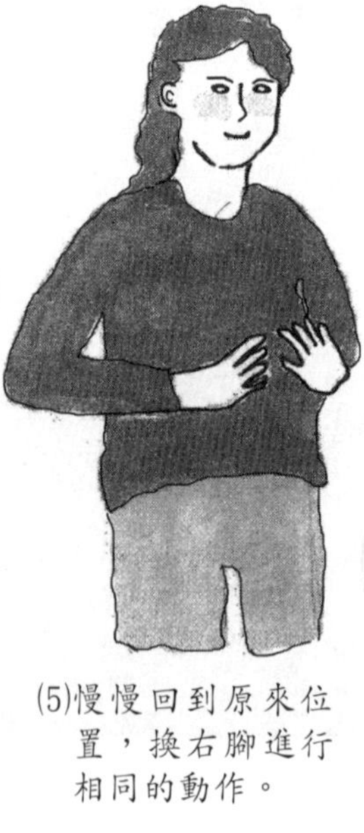

(5)慢慢回到原來位置，換右腳進行相同的動作。

【鶴】

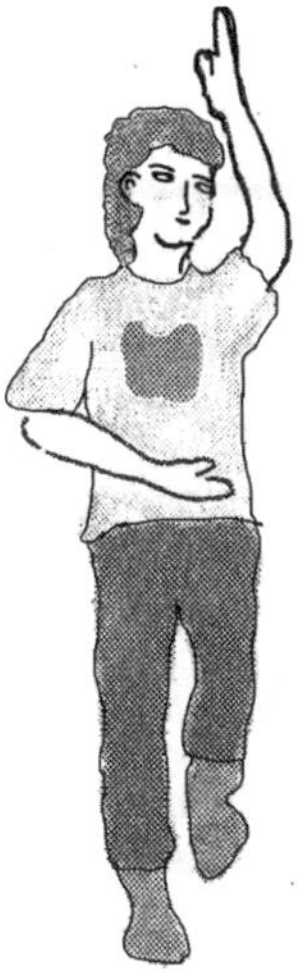

⑴右手掌朝上置於腹部，左手垂直向上伸展的同時，左腳也慢慢的往上抬高。這時候，感覺來自天上的氣通過自己的體內向地下流去。

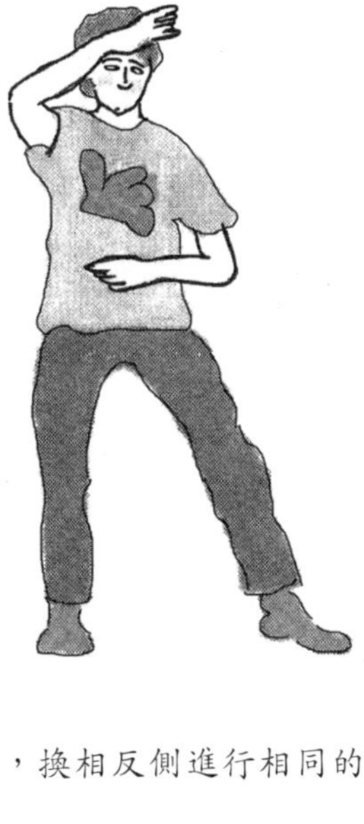

⑵舉起的左腳往身體的左側橫跨的同時，雙手位置大幅翻轉，本來至於腹部的右手移到額頭前方，掌心朝天；本來垂直伸展的左手移到腹部位置，掌心朝地。

雙腳自然分開，不要有勉強的感覺。

⑶慢慢地回到原來的位置，調整呼吸，換相反側進行相同的動作。

【蛇】

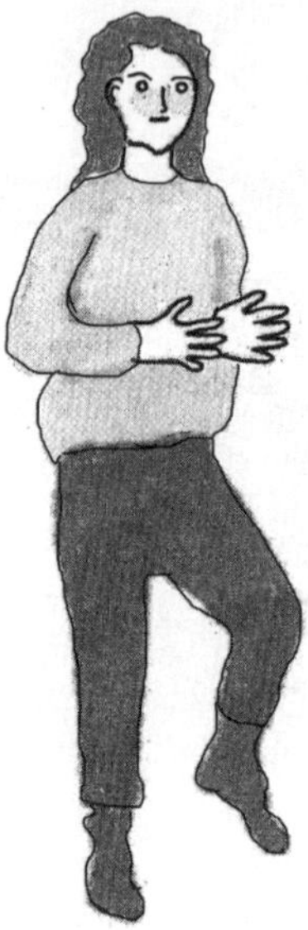

(1)掌心相向，慢慢抬高到心窩的位置，同時左腳也慢慢往上抬高。心窩、左右手呈一直線姿勢，心窩和左右手分別間隔5～6公分。感覺真氣和自己的陰氣及陽氣在一直線上交會。

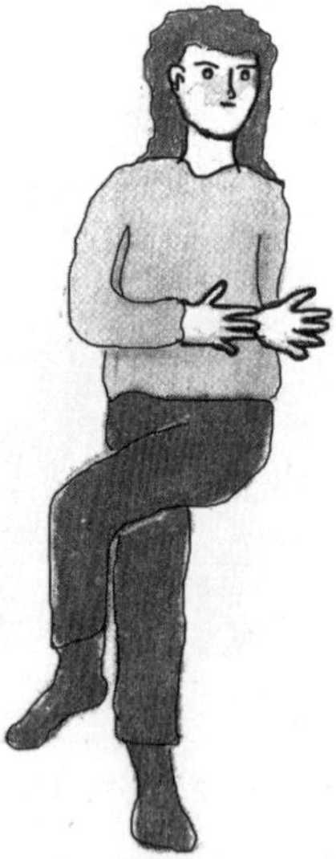

(2)上半身保持不動，在可能的範圍內，扭腰、抬高的左腳往右腳移動。

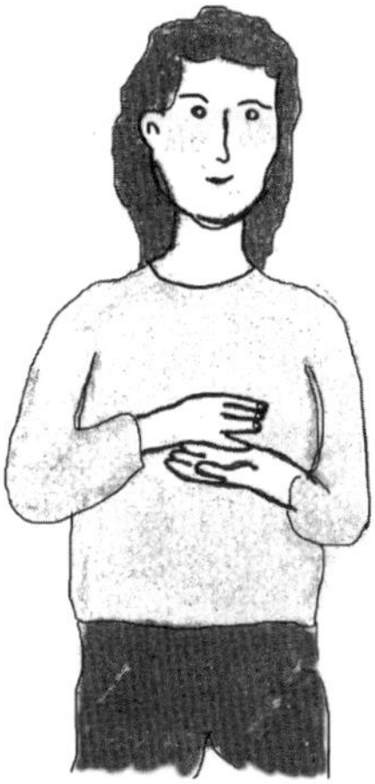

(3)原本前後的手掌，調整為右手掌朝下、左手掌朝上，手掌相向練氣。

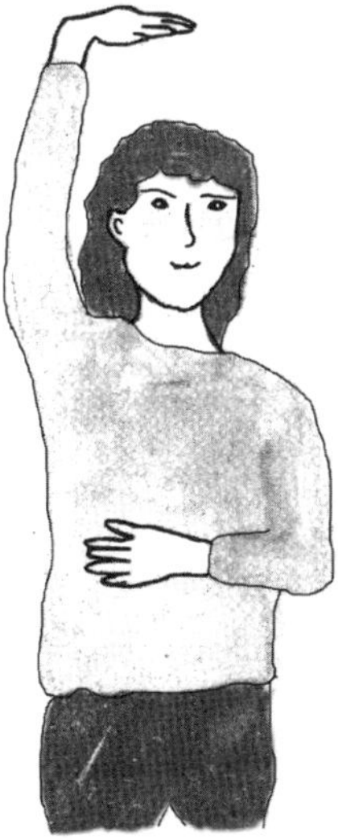

(4)左手靠在心窩處，右手掌心向上高舉，到達頭頂位置，手腕用力旋轉為掌心向下，作成蛇揚起像鐮刀形狀的脖子，同時想像真氣在腹部，用力吐氣。

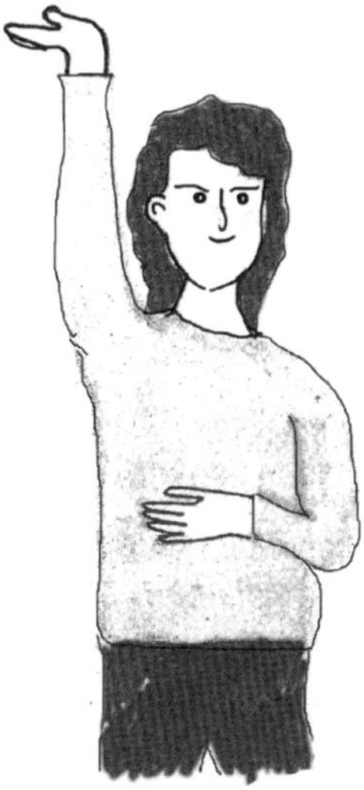

(5)調整呼吸，回到原來的姿勢。換右腳重複相同的動作。

運用六字訣氣功按摩內臟

中國醫學理論的基本是陰陽五行說。陰陽五行說分為「陰陽論」和「五行說」，「陰陽論」談論自然界的現象、人類的活動及事務的存在，均由「陰」和「陽」所組成，簡單說，這是形成所有事象的平衡理論，維持陰陽平衡的理想姿態。

一般人聽到陰氣、陽氣，從字面概念解釋，總覺得陽氣是好的、陰氣是惡的，事實上，陰與陽是一體的存在，完全是相等的。

例如，有光才有影，看見影子就知道光的存在，即使光是陽、影是陰，但雙方互相依存，具有不可或缺的存在價值。

正如男為陽、女為陰；晝為陽、夜為陰；太陽為陽、月亮為陰。即使陰陽存在一定的法則，但絕非固定不動，而是從陽到陰、陰到陽的推移。當能量充足、活動力旺盛的時候，散發著「陽」氣，一段時間之後，當感覺疲倦、能量低迷，就需要休息和保養的「陰」氣滋養。

人類也是一樣，即使是男性，在孩提時代也屬於「陰」；原來屬於「陰」的女性，成為母親守護著小孩，便成為「陽」。身為母親散發「陽」氣的女性，和丈夫在一起的時候，則散發「陰」氣。

「五行說」是以悠久的歷史和經驗為基礎，研究整理出構成宇宙萬物及各種自然現象變化的代表元素「木、火、土、金、水」，其個別具有的氣（能量），對人類產生如何的作用。五行的精華請參閱「五行色體表」。

如表所示，宇宙森羅萬象的構成要素五行，循環往復、相生相剋、生生不息。以「木」行為例，東風吹，春天到，樹木得到滋養，產生酸味，酸味滋養肝臟、強壯肌肉、有益眼睛……，一切息息相關。

「五行說」中有五音，五音代表五行產生的波動形成的聲音。聲音是由振動產生，能夠描繪出一定的波形，振動的波形一致便是同調，藉由發出同調音，對五臟產生活化的效果。

換言之，五音對五臟產生類似按摩的功效。內臟受自律神經所支配，無法靠自己的意識控制，如果發出和臟器本身的波動相同的聲音，便與內臟的波動同調，能夠使內臟振動，達到按摩的效果。

五行色體表

五行	五臟	五府	五志	五惡	五色	五味	五香	五根	五支	五體	五聲	五液	五變	五季	五方	五音
木	肝臟	膽囊	怒	風	青	酸味	油脂味	眼	爪	筋（膜）	呼・叫	涙	握	春	東	噓
火	心臟	小腸	喜	熱	赤	苦味	焦糊味	舌	毛	血脈	笑	汗	憂	夏	南	呵
土	脾臟	胃	思	濕氣	黃	甘味	芳香味	唇	乳	肌肉	歌	口水	打嗝	土用	中央	呼
金	肺臟	大腸	悲	乾燥	白	辛味	血腥味	鼻	息	皮毛	哭	鼻水	咳	秋	西	呬
水	腎臟	膀胱	恐	寒	黑	鹹味	腐爛味	耳	髮	骨（髓）	唸	唾	顫慄	冬	北	吹

「六字訣氣功法」就是運用聲音進行。

六字訣文獻最早見於梁代陶弘景所著《養性延命錄》。其「服氣療病篇」中記載：「納氣有一，吐氣有六。納氣一者，謂吸也；吐氣六者，謂吹、呼、唏、呵、噓、呬，皆出氣也。……時溫可呼，委曲治病。吹去去熱，呼以去風，唏以去煩，呵以下氣，噓以散寒，呬以解極。」同時指出：「心臟病者，體有冷熱，吹呼二氣出之；肺臟病者，胸膈脹滿，噓氣出之；脾臟病者，體上游風習習，身癢痛悶，唏氣出之，肝臟病者，眼疼愁憂不樂，呵氣出之。」

單純發出內臟的同調音便能達到某種程度的效果，若是再配合氣功正確的腹式呼吸振動橫膈膜，更能有效的強化內臟。

五行的每一行有關聯性，例如為了強化肝臟而發出「噓」的音，則同時也強化了膽囊、眼睛、筋肉。

因此，不要偏執於自覺症狀，最好全部操作增進健康，再針對體質的弱點特別加強。氣功和現代醫學的對症下藥不同，無法期待立即性的效果，但持續進行一定能夠在毫無副作用的狀況下獲得改善。

實際操作六字訣氣功

中醫認為內臟相連，若是肝臟不好，則膽囊、眼睛也不好，不可能有某臟器不好，其他臟器完全健康的情況。因此，利用六字訣氣功進行保健的時候，即使無自覺症狀，也最好全部進行以確保效果。

【實行時的注意事項】

●必須發出聲音

透過發音才能夠正確掌握口型，不發音則沒有五音、沒有口型，那就失去了六字訣養生治病的效果。

●「呵」是基本

六字訣氣功從任何部分開始都無所謂，也可以只操作自己需要的部分，但基本上必須從「呵」開始，也就是「呵」以外的六字訣氣功和「呵」合成一組。例如為了強化肝臟只做「噓」時，就實行「呵」「噓」；只做「呬」「嘻」時，就實行「呵」「呬」「嘻」。

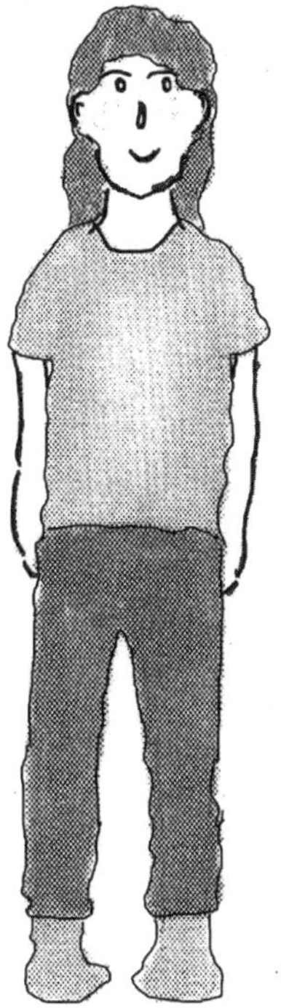

●基本姿勢

先是上半身放鬆，腳站馬步。馬步是最基本的型式，如木樁般不動的姿勢。

雙腳打開與肩同寬，腳尖稍微朝向內側，腳趾緊抓地面。雙手自然下垂，眼睛平視，自然呼吸，盡量放鬆。

●「呵：舌、心臟、調氣」

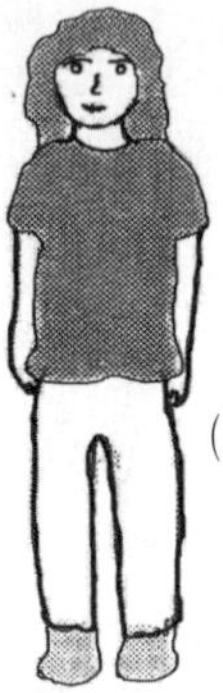

⑴膝蓋微彎站立。

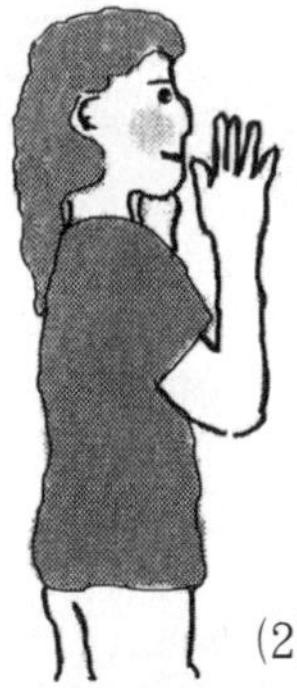

⑵雙手緩慢伸到臉部兩側，掌心朝前方，吸氣。

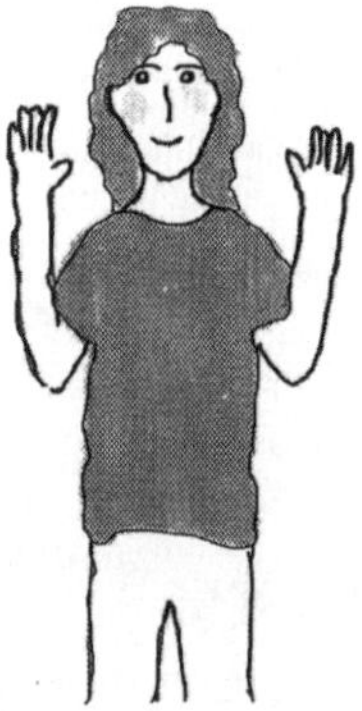

⑶雙手掌心轉向臉側，吐氣。

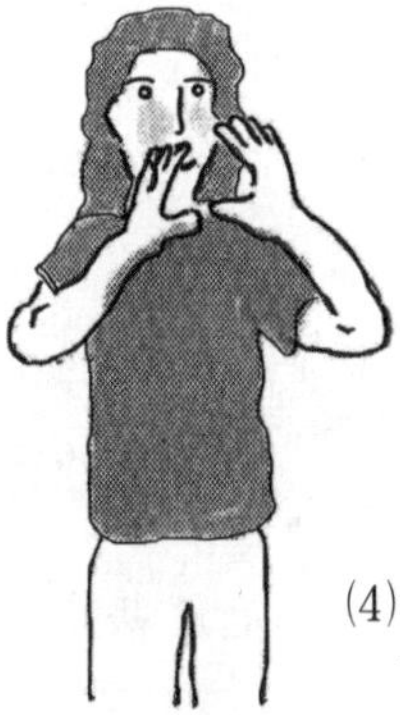

⑷雙手在口部前方做出三角形，吸氣。

⑸吐氣的同時，掌心向下回到原來的位置。

●「噓：眼、肝臟」

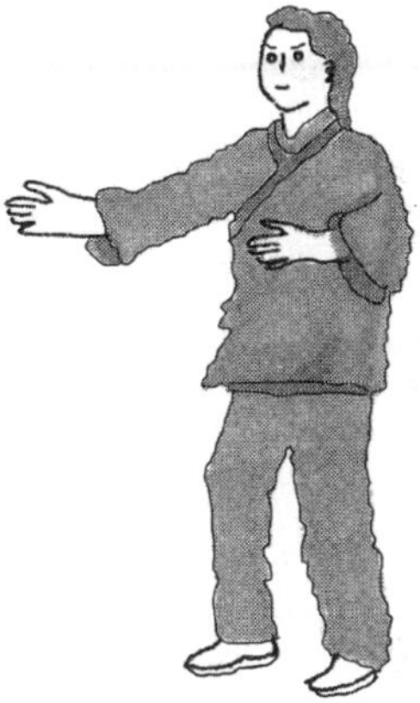

(1)吸氣的同時，手緩慢抬高到腰際，做大擁抱的動作，感覺將周圍的氣攬向自己，接著左手下、右手上重疊放在腹部上。

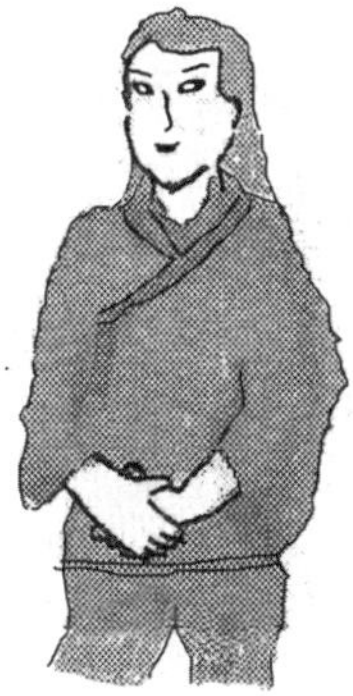

(2)保持姿勢，用力吐氣，接著吸氣、再用力吐氣。

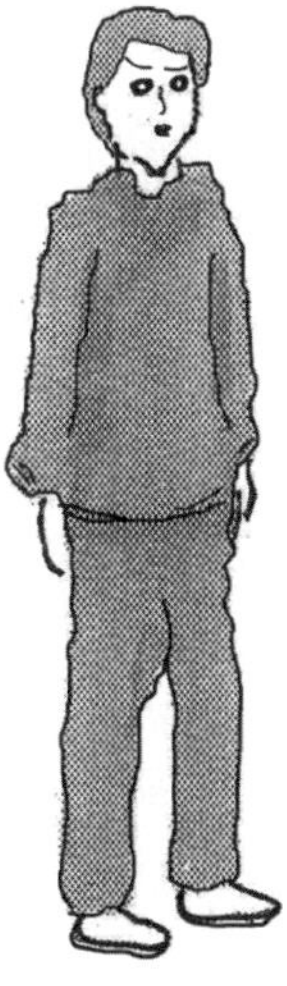

(3)重疊在腹部的雙手自然放下，同時吸氣回復原狀。

●「呼：唇、脾臟」

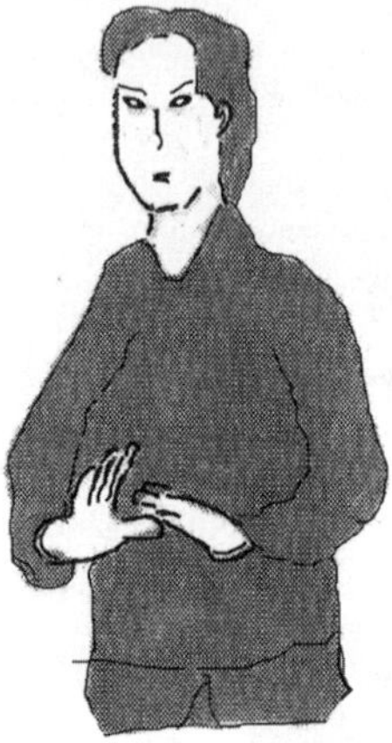

⑴吸氣的同時，手緩慢上舉至腰際，做大擁抱的動作，感覺將周圍的氣攬向自己，接著左手下、右手上，間隔約一個雞蛋的距離，重疊放在腹部前方。

⑵邊吐氣，右手邊向上舉到額頭前，同時左手向身體側面伸展。

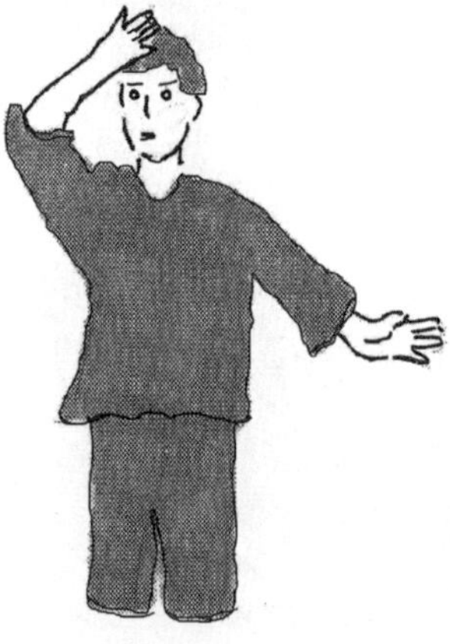

⑶吸氣的同時，額頭上的右手放下、左手也回到腹部，恢復⑴的姿勢。

⑷邊吐氣、邊回到原來的姿勢。

●「呬：鼻、肺臟」

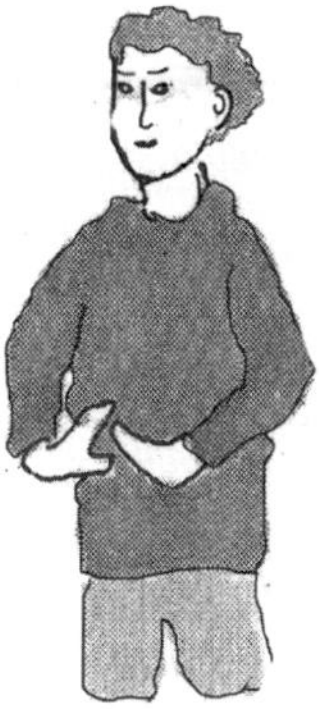

(1)吐氣，同時手緩慢上舉至腰際，放在腹部前方。

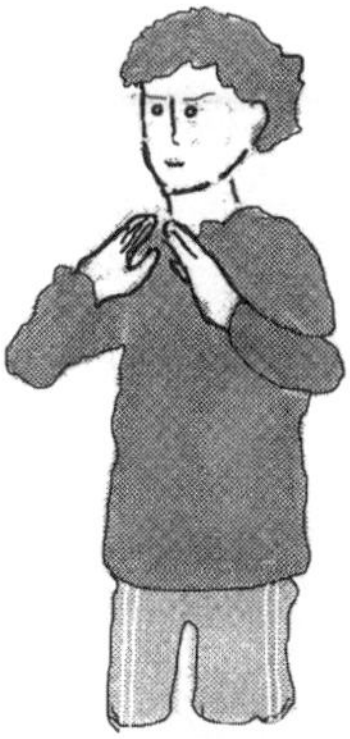

(2)從這裡開始吸氣，邊吸氣，邊將做成三角形狀的雙手往上提到胸前。

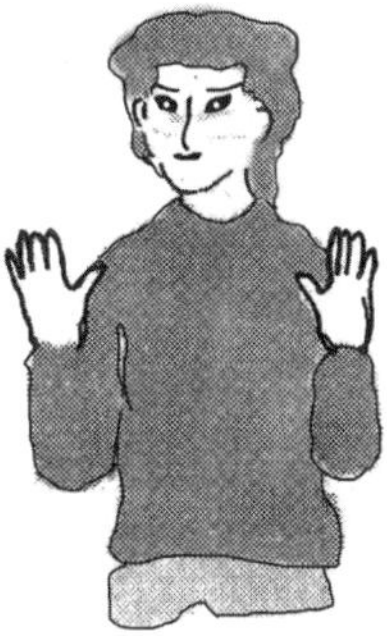

(3)吐氣，同時分開雙手，直到吐氣結束。

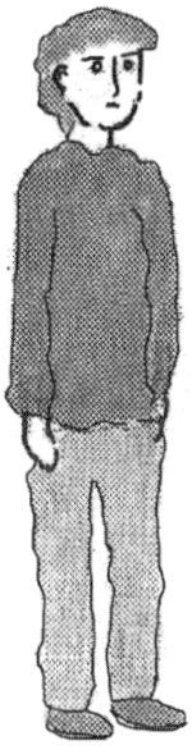

(4)吸氣，同時雙手放下回到原來的位置。

●「吹：耳、腎臟」

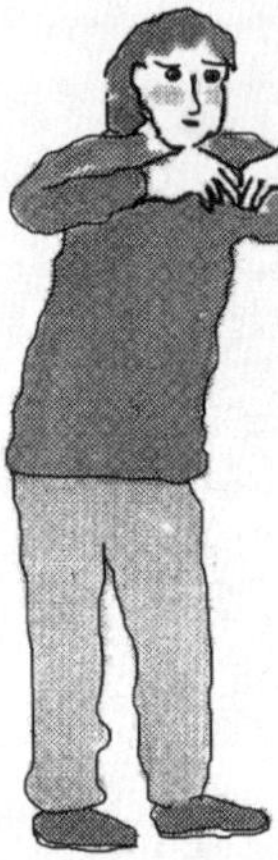

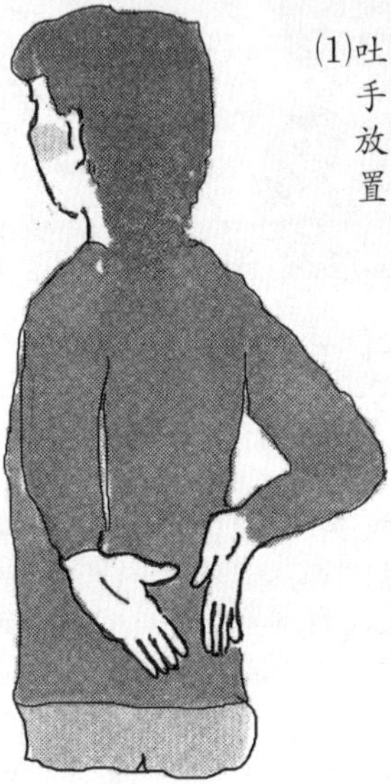

(1)吐氣，同時雙手轉向背後，放在腎臟的位置。

(2)吸氣，同時雙手繞回胸前，做一個大圓形狀。

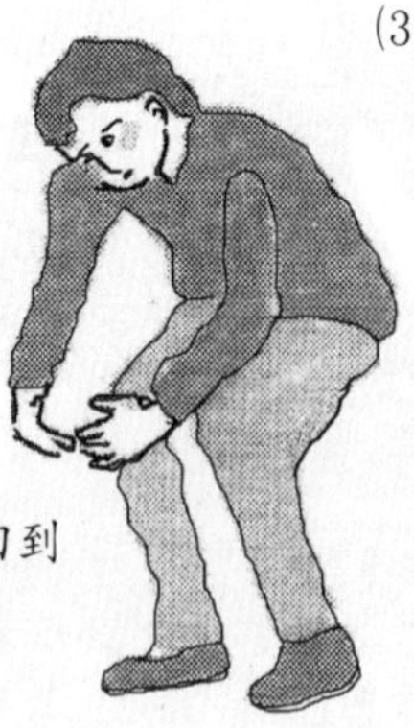

(3)吐氣，蹲下的同時，採取前傾的姿勢，蹲下至雙手抱膝的程度。

(4)吸氣，同時起身回到原來的姿勢。

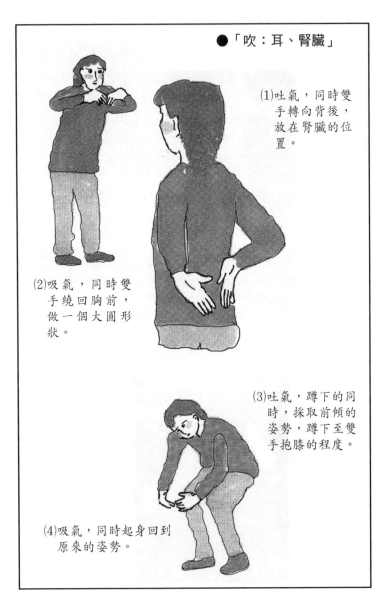

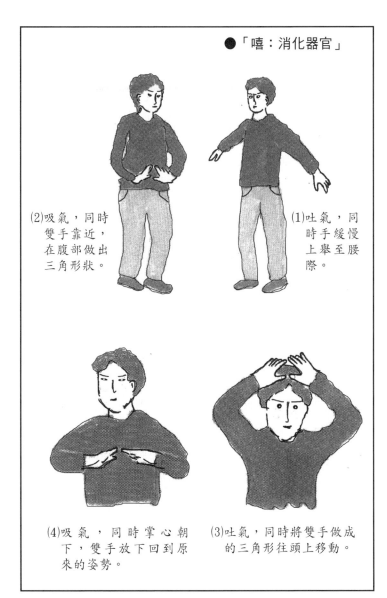

●「嘻：消化器官」

(1)吐氣，同時手緩慢上舉至腰際。

(2)吸氣，同時雙手靠近，在腹部做出三角形狀。

(3)吐氣，同時將雙手做成的三角形往頭上移動。

(4)吸氣，同時掌心朝下，雙手放下回到原來的姿勢。

能夠增加氣的輔助動作

每一根手指都有穴道，十宣穴的位置十分好認，就在手指尖端，距離手指甲與手指肉邊緣〇・一寸，左右兩邊加起來共十個穴，故稱「十宣」。

將十宣穴合併，能夠產生氣流。初學者剛開始可以將雙手合併，熟練之後，手指自然分開也能夠感覺到氣流。產生氣的時候，自己用肉眼就可以看見氣的存在，甚至從照片也看得出來。

另外一個輔助方法是利用手掌正中央的「勞宮穴」這個穴位很好找，自然握拳，中指所停留的那個地方就是勞宮穴。

「交叉合掌」是刺激「勞宮穴」的方法之一。

「交叉合掌」和一般合掌的手掌密合度不同，密合度愈高，刺激「勞宮穴」愈有效。

刺激「勞宮穴」的另外一個方法是「合併手掌」。雙手掌直角合併互握，就像一般握手寒暄的方式。

●交叉合掌

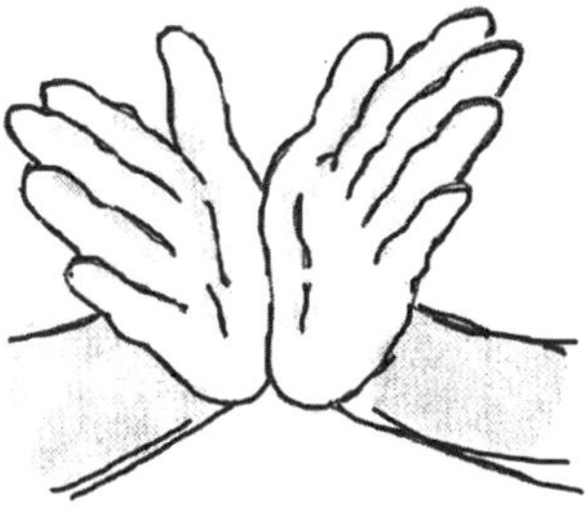

⑵合併點固定，手掌做成V字型，這時手指果斷的向手背反折。

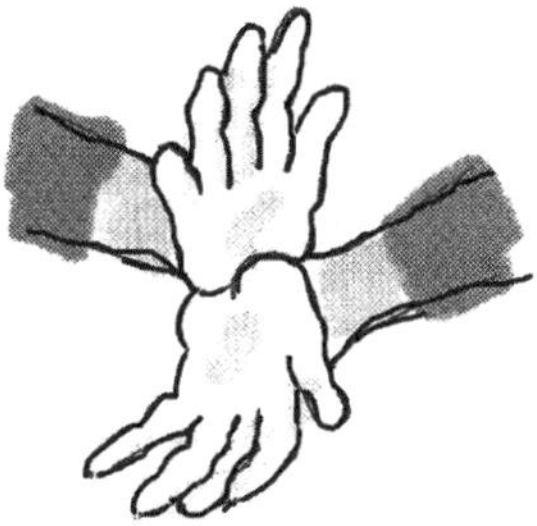

⑴手掌凹陷部位如圖直角合併。

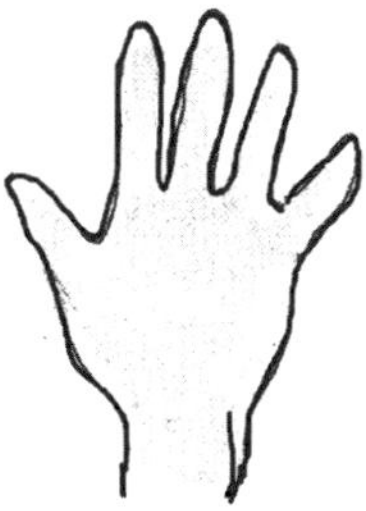

⑷氣若充足，手掌上會出現紅色斑點。

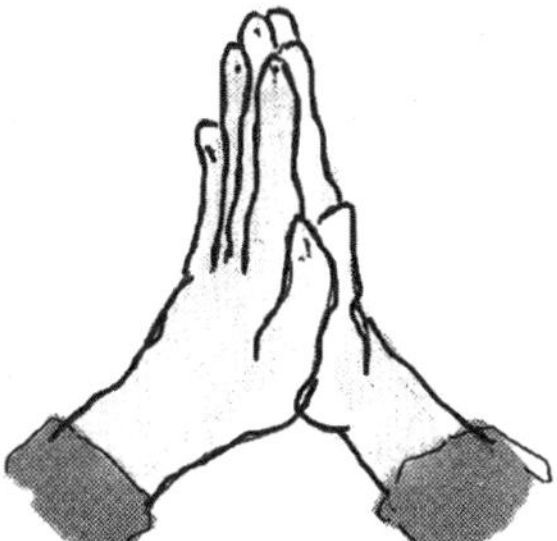

⑶手掌全部合併。

●合併手掌

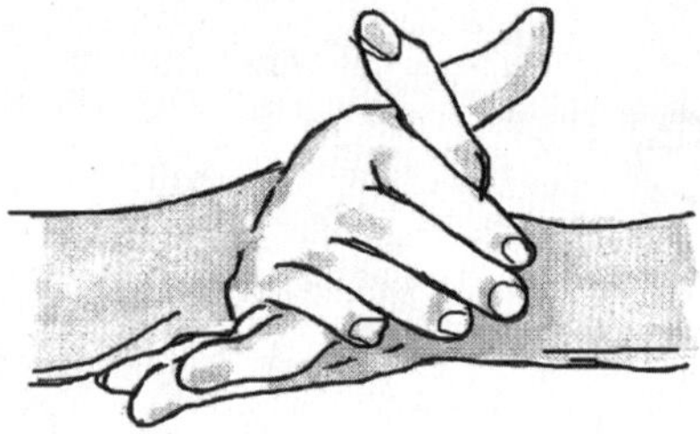

⑴雙手掌心直角合併。

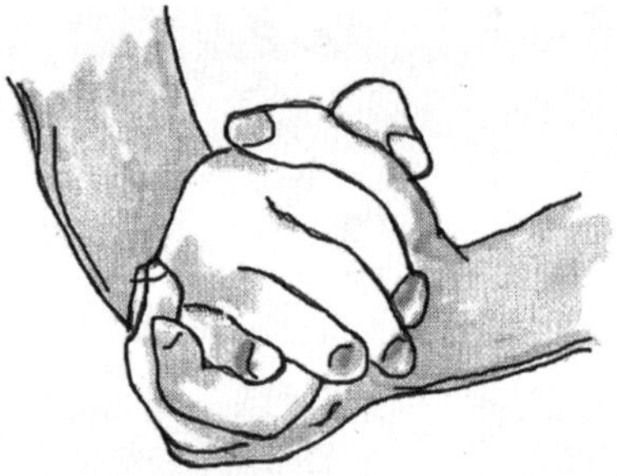

⑵手掌互握。

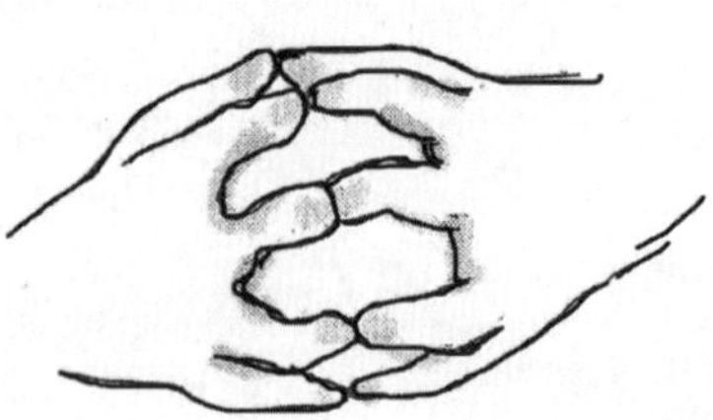

合併「十宣」感覺氣流。

第5章

飲食生「氣」

攝取食物的氣

在草木、動物身上，自然界中到處都有「氣」，人類若能好好利用這股「氣」，就能增進身體的健康。做為生命能量的「氣」，若是不足，人就會沒有精神。若是能充實體內的「氣」，就會精神煥發。

人類與生俱來的氣稱為「先天的氣」，是胎兒從母親體內即開始培養，為活動的基本能量。與之相對應的氣是「後天的氣」，分為「天氣」及「地氣」，「天氣」藉由呼吸獲得，「地氣」透過飲食攝取。

因此，飲食是培養氣的大功臣。

《黃帝內經》中的「上工治未病」，就是「高明的醫生注意疾病的預防」。意思是人們在還沒有生病之前，致力於健康的維護，是非常重要的。

中醫的基本想法是「醫食同源」，享受美味飲食的同時，也達到促進身心健康的效果。

接著，便出現了「食治」的想法，利用飲食治療及預防疾病，就是當今以五行色體表（參閱一五六頁）為依據的藥膳料理。

五行分別對應五臟，木代表肝、火代表心臟、土代表脾臟、金代表肺臟、水代表腎臟。又進一步對應五味，肝臟屬酸味、心臟屬苦味、脾臟屬甘味、肺臟屬辛味、腎臟屬鹹味。酸味食物滋養肝臟、苦味食物滋養心臟、酸味食物滋養脾臟……，各臟器有其必要的味道。

除此之外，食物的顏色也與臟器相對應，五臟對五色。

食物對身體的溫熱順序分為「熱、溫、平、涼、寒」等「五性」。另外還有「同物同治」的相法，身體某器官虛弱，就吃同樣的食物滋養。肝臟虛弱吃雞肝、豬肝；心臟虛弱吃豬心；腎臟虛弱吃腰子……等等。

對於中國人而言，「食物對身體的功效」更甚於「吃起來美味」。由於攝取的飲食全部成為地氣，為了攝取更完整的的氣，便也講究飲食的時機。

現代營養學將營養素分為澱粉、蛋白質、脂質三大類，搭配維他命、礦物質等維持營養平衡。然而，相同食品的營養價值因攝取時期不同而有差異，有些營養素無法被身體吸收。

以蛋為例，蛋被認為是膽固醇含量高的食品，不利於預防動脈硬化。分析蛋的成分，的確膽固醇的含量高，然而，並非吃下肚的膽固醇完全被吸收，因此，不能說因為吃了蛋才使得血液中的膽固醇飆高。

經常聽到營養均衡一詞，卻少有人真正了解其中的含意。營養師建議每天最好攝取三十種食品，很少人思考為什麼是三十種。

以蛋白質為例，當吃進蛋白質食物後，會先消化分解成胺基酸，再由不同的胺基酸重組合成人體所需的蛋白質。

人體所需的二十二種胺基酸中，有八種必須由飲食攝取，稱為「必需胺基酸」，只要欠缺其中任何一種胺基酸，蛋白質都無法被身體吸收，食品中所含的胺基酸種類不同，量也不同，因此必須攝取多樣食物，互補彼此所缺的胺基酸，達到均衡吸收的效果。

一般人非常在意鈣質的補充，以預防骨質疏鬆症。不論鈣質含量多麼高的食品，如果缺乏磷，鈣就無法被吸收，但如果磷的含量過高，則在被排泄的同時，鈣也隨之被排泄掉，所以只要磷的含量大於鈣，則再多的鈣也起不了任何作用。

依照現代營養學的知識飲食，需要縝密的計劃及知識，因此，想要達到營養均衡並不是簡單的事情。

中醫觀念的飲食，並不是吃食物的營養素。人是生命體，吃的也是食物的生命，富含生命力的食品便是最優質的食品。什麼食品富含生命力呢？

季節性食品富含節氣，充滿生命力。春天的蔬菜具備春天生命活動必要的氣，所以葉子茂盛、果實累累；夏季的蔬菜富含當季最適合的氣，即使人工栽培能夠獲得大量夏季蔬菜，但由於生命條件不完備，營養價值當然比不上當季種植蔬菜。

溫室栽培、加工食品的生命力弱，我們攝取到的生命能量也不足。

富含節氣的食品是充滿生命力的食品，與當時的氣候相對應，夏季食物能讓身體消暑，冬季食物擔負暖身的效果。

更重要的是，土地培育的食品富含地氣。當地人需要相同氣候風土培育出來的食物的滋養，畢竟人是受生物學的環境左右的生命體。

對於美食家而言，美味或許是最重要的飲食條件，但墨西哥食物適合生長在墨西哥的人；德國特產是最適合德國人的食物。地域性食物富含當地最適合的氣，能夠提供生命體最佳的生命力。

水也一樣，現代人能夠輕易買到進口礦泉水，但對當地人而言，故鄉的水才是最適合的水。

攝取生命體也是飲食重點之一，最理想的是整個生命體都吃，吃魚不會只吃魚的某部位，肉也一樣，盡量挑可以全部吃的生命體，例如小魚、蔬菜。

如此說來，難道不能吃大型食物嗎？任何飲食攝取都不講究一次性，也不鼓勵經常吃某一部位，中國人很有智惠的調理內臟及骨頭，巧妙利用整個生命體滋補養身。

食養生命

自有人類歷史以來，吃什麼？怎麼吃？經常成為探討的主題。從悠久的歷史中，慢慢有了什麼能吃、什麼不能吃、什麼有毒、什麼是藥的概念。

中醫古籍《神農本草經》記載，藥分為上藥、中藥及下藥；上藥養命無毒，長期食用無害；中藥養性有害；下藥治病有毒，不可亂用。上藥就是食物，比治療藥位階更高。

現代醫學利用飲食療法改善疾病，站在中醫的立場，主張食養生命，透過攝取富含生命體能量的飲食，養體內的氣，再藉由體內充足的氣自然治癒疾病。分析食品中的營養成分或熱量對治病無效，吸收食品中的氣，培養自然治癒能力，靠自己的力量治病，這是中醫對於飲食的根本思想。

中醫注重氣血，氣藏在血中，循環全身。中醫所說的血的概念和西醫的血液不同，不可混淆。

西醫的理論，血液負責將食物中的營養及氧氣運送至全身，具有運送組織老舊廢物的功能。中醫觀念中的血負責運氣，透過呼吸吸收天氣、透過飲食吸收地氣，通過血脈循環全身，血毒是導致疾病的原因。

血中有毒會造成血實、血虛、血燥、血煩及瘀血，其中又以瘀血最受重視。

瘀血是舊的血、停滯的血、汙濁的血等等，氣循環不佳造成的狀態，被視為是某種病態表現出來的症狀。

試想，你是汽車的引擎，血是汽油，汽油的品質不好，燃燒不完全排出黑煙，汽車無法加速，勉強繼續開一陣子，引擎終於壞了。如果汽油的品質良好，引擎本身的性能卻不佳，最後也會因為燃燒不完全而失去動力。

氣和血的關係互為表裡，息息相關。氣的推動促進血液生成循環，氣存於血中，有賴血之運載而達全身；氣不運則血不行；氣不得血，則散而無所附。

瘀血的狀態從體質而言，起因於遺傳。就像同樣屬於高性能的引擎，使用相同的高級汽油，但速度還是有差別一樣，有些車以速度取勝，有些車出以舒適為重，從設計開始就註定表現的方式不一樣。

人類的生命也一樣，與生俱來的設計不容改變，只能夠依賴後天的天氣及地氣進行調整。藉由飲食得到充足的地氣，有助於改善先天氣弱、容易瘀血的體質。

最重要的滋陰補陽飲食

《素問》說：「陰陽者，天地之道也，萬物之綱紀，變化之父母，生殺之本始。」說明陰陽是自然界的規律，一切事物的綱領，變化發生的根據，事物從產生到消亡的本源。

宇宙萬物都是由陰陽組成，而一切事物的發生、發展和變化，都是陰陽兩對立面互相抗爭的結果。

人類也不例外，陰陽調和則身體健康，陰陽失調則疾病叢生，保持陰陽平衡是中醫相當重要的課題，可以說所有的療法均源生於此。

不論天氣、地氣，一切都是以取得陰陽平衡為目的，陰陽失調的情況下，連氣都不用談。

飲食方面，如果不了解自己的陰陽氣，隨便補瀉，反而對健康有害，不足則補，有餘則瀉，現在就依照自己的氣的狀態，選擇正確的補瀉食品。

均衡飲食的前提是了解自己的陰陽，以及食物的陰陽。

自己診斷陰陽的方法，已經在第3章介紹過了，陰陽平衡的狀況隨時在改變，比較嚴格的做法是每餐檢查陰陽狀態，但實際上每天檢查一次，決定當天的飲食情況也就足夠了。

當天陽氣過強則補陰氣，陰氣過強則補陽氣。

問題在於如何知道食品的陰陽。

如同人的陰氣陽氣並非固定一樣，食品所含的氣也無固定。而且正如人的右手是陽氣、左手是陰氣，食物因部位不同，陰陽也有差異，蔬菜是陰性食品，但它的根是陽性，葉子及果實是陰性。

這麼說起來似乎有點混亂，但其實還是有基準法則，能夠當判斷的標準。

首先，依照顏色判斷陰陽。

以食品的顏色辨識陰陽，用白色當中間點，陽氣最強的是紅色，順序為紅↓橙↓黃↓白，接著陰氣漸強的順序為綠↓青↓藍↓紫。

用食物的種類區分，肉類的陽氣最強，其次為紅色魚類及蔬菜中的紅蘿蔔和南瓜，白菜、白蘿蔔、蔥在陰陽的中間，接著從高麗菜、萵苣之類淺綠色蔬菜，到小松葉、波菜、青椒等深綠色蔬菜，再來是茄子、香菇，顏色愈深陰氣愈強。

味道也是辨別陰陽的標準。

陽到陰依序為苦↓鹹↓甘↓酸↓辛，苦味陽氣最盛，辛（辣）味陰氣最強。

曬過太陽的食品陽氣強，即使陰性食品，曬太陽乾燥後便成為陽性食品。

飲食方式也造成陰陽差異，一般而言，生食大致上屬於陰性，經過燙、烤、炸等火的烹調，便成為陽性。

事實上，嚴格區別食物的陰陽有其困難度，這和培育食物的環境、新鮮度等等也有關係，判定非常的麻煩。最好問自己敏銳的感覺更正確，現在想吃什麼？想怎麼吃？認真的和自己的身體對話，就能夠找到陰陽平衡的正確尺度。漢方的巧妙處就在這裡，完全沒有現代營養學的營養計算。

探討食品的食性與體質的生剋

對於習慣現代營養學的現代人而言，中醫理論似乎很難懂，無法真正掌握正確的答案。

總而言之，記住紅、黃色食物為陽、白色中性、深色食物為陰；苦味為陽，陽到陰依序為鹹、甘、酸、辛；經日曬為陽；過火則陽氣強……這樣就足夠了。

吃今天想吃的食物，用感謝的心情享受食物，便能從食物中攝取到生命必要的氣，維持陰陽平衡。能夠用最自然的方式生活，便有可能與大自然的食物對話，自然的達到陰陽平衡的理想飲食。

如果還是疑惑，再教大家另外一個判定的尺度。

就像每個人的個性（體質）不同，食物的個性也有不同，稱為食性。若是食性與人的體質相剋，則再好的食物也有害，食性與體質相生，便能達到進補的效果。

首先看體質的分類。

(1)「實」「虛」

「實證」是指機能亢進、邪氣旺盛的狀態；「虛證」是指機能虛弱的狀態。體力好、食慾佳、氣血盛、精力旺是「實證」；反之為「虛證」。

(2)「熱」「寒」

「熱證」是感覺熱、發燒的狀態；「寒證」是畏冷、寒氣的狀態。冬天仍喜好冰冷食品、穿著薄衫的人為「熱證」；反之，夏天仍怕冷、穿著襪子的人、吃冰立刻拉肚子的人為「寒證」。

(3)「燥」「潤」

「燥證」是身體乾燥、不圓潤的狀態；「潤證」是水分滯留體內、滋潤的狀態。容易流汗、頻尿、便秘、皮膚濕疹為「燥證」；容易水腫、尿量少為「潤證」。

(4)「升」「降」

「升證」是機能過度亢進的狀態；「降證」是機能低下的狀態。容易焦躁、亢奮、血壓高為「升證」；低血壓、貧血為「降證」。

(5)「散」「收」

「散證」是症狀散漫、變化的狀態；「收證」是症狀固定收斂的狀態。便秘、鼻塞、胃下垂、新陳代謝差為「散證」；腹瀉、多汗、油性皮膚、粉刺多為「收證」。

首先，依虛、寒、潤、降、收的順序檢查自己的體質。

其次，了解食物的食性。食物也有五種食性。

(1)「補」「瀉」

「補」不足，「瀉」多餘的性質。

(2)「溫」「涼」

溫暖身體的「溫」，降火氣的「涼」的性質。

(3)「燥」「潤」

使潮濕的身體乾燥的「燥」，使枯乾的身體滋潤的「潤」的性質。

(4)「升」「降」

提升身體機能的「升」，緩和身體機能的「降」的性質。

(5)「散」「收」

讓瘀滯於某部位之物發散的「散」，使散漫之物歸於一處的「收」的性質。

對照食品的性質與自己的體質的相性，以補法補充不足，以瀉法排出多餘是基本原則。體質與食物的相性如下。

實證↓瀉、虛證↓補

熱證↓涼、寒證↓溫

燥證↓潤、潤證↓燥

飲食物的食性

種別	藥性	種別	藥性	種別	藥性	種別	藥性
大蒜	溫瀉燥升散	小麥	涼補潤降收	杏	溫瀉潤降收	紫蘇	溫瀉燥降散
胡椒	溫瀉燥降散	李子	溫瀉潤降收	小黄瓜	涼瀉燥平散	芝麻	平補潤降散
葡萄	平補燥升收	白蘿蔔	涼瀉燥升散	甘藷	涼補潤降散	枇杷	平瀉中降收
菊花	涼瀉燥降散	棗子	溫補潤降收	牛肉	溫補潤升收	水芹	涼瀉燥降散
梅乾	溫補潤降收	羊肉	溫補燥升平	茄子	涼瀉燥降散	柑橘	溫中燥中散
雞肉	溫補中平平	菠菜	涼瀉燥降散	西瓜	涼瀉燥降散	雞卵	平補中降收
蕨	中補中升中	櫻桃	溫補潤中收	蟹肉	溫瀉燥降散	薑	溫補燥升散
栗子	溫補燥升收	鰻魚	溫補潤生收	韭菜	溫補燥升散	桃	溫補潤降收
鯉	平補潤降中	蔥	溫瀉潤升散	蘋果	溫補潤升收	咖哩	溫瀉燥升散
冬瓜	涼瀉潤降散	核桃	溫補潤生收	蝦	溫補潤中中	蘆筍	涼瀉潤升散
花生	溫補潤中收	鯽魚	溫補中平散	番茄	涼補燥降收	鳳梨	溫瀉潤升散
昆布	涼瀉燥降散	山藥	平補潤生收	芒果	涼瀉潤降收	蜂蜜	涼補潤降中
紅蘿蔔	平補潤降平	香蕉	涼瀉潤中散	牛乳	涼補潤降收	百合	平補潤降散
柚子	涼瀉燥降散	茶	涼補潤降散	薏仁	涼中燥降散	梨	涼瀉潤降散
咖啡	溫瀉燥升散	糙米	涼補潤降散	柿	平補潤降收	菸草	涼瀉燥平散

升證→降、降證→升

散證→收、收證→散

配合自己的體質，找出與體質相生食物。

如果體質是「⑴虛、⑵寒、⑶潤、⑷降、⑸散」，則相生的食性是「補、溫、燥、升、收」的食品，從食性表中找到栗子。攝取與體質相生的食物，可以達到補氣的效果。

確認食物生剋的作業，和現代營養學計算熱量一樣麻煩，而且人的體質不斷地變化，「寒證」體質會因為感冒、發燒轉成「熱證」；「降證」體質會因為壓力、焦慮轉成「升證」。

養氣飲食法

中醫的對象是生命體，不是人，也不是各個臟器，當整個生命體平衡的時候，各個臟器自然正常運作。

西醫採取對症療法，某個器官出問題，便以物理方法治療；中醫不針對單一器官，採取全身性治療法。因此，西醫治療某器官後，會發生相關器官惡化的情形；中醫治癒某臟器後，全身都療癒了。

中醫的這種概念也用在增加氣的飲食法。

不需要像現代營養學一般分析食品、計算營養值，更沒有任何計算式，只採取自然法則，簡單說就是實瀉虛補的補瀉法。

疲倦自然想吃甜食，酷暑自然想吃冰品，能量不足的時候，自然想吃豐盛的料理，身體自然會告訴我們現在該吃什麼。甚至從對食物的喜好，可以推敲出某個時點身體的狀態。

突然想吃苦味代表心病，可以補充款冬菜芽、遼東楤木菜芽的苦味。

想吃辣、添加大量辛香料的料理，代表肺弱，可以補充芥末、辣椒、泡菜等辣味食品。

喜歡吃酸味，代表肝氣不足，吃檸檬、橘子、酸梅等酸味食品補充。

想吃甜食，代表脾臟的氣不足。

想吃鹹味，代表腎虛、腎氣不足。

想吃熱食是寒證，想吃冰冷食品是熱證。

身體某部分的氣不足，就會想攝取補充這方面的氣的食物，敏銳的接受自然產生的感覺，維持身體的平衡。

問題是，現代人的自然感覺鈍化了，因為外來的資訊過多，以至於忽略了自己的身體發出的訊息，或者身體應該自然發生的感覺消失了。

敏銳地掌握身體自然發生的感覺，並且正確地處理，很簡單就知道現在應該吃什麼。

增加氣的方法很多，藉由刺激神秘穴道、氣功、呼吸法等等，都能夠全面性的提升氣，利用任何方法都好，全身的氣提升之後，身體自然會告訴你該吃什麼。

攝取地氣養氣很重要，懷著感恩的心飲食，注意不要攝取過量、盡量避免加工食品、取用當地生產的食材、食用生命體的全部，確保攝取充分的地氣以養身體之氣。

掌握養氣飲食法之後，你可能已經成為養氣達人了，請牢記必須整體性的提升氣，切勿拘泥於某一種方法。

附錄

氣功法集錦

自律氣功法

短時間意識的放鬆，處於消除壓力的狀態，靜功的這部分和自律訓練法非常相似。

自律訓練法普及全世界，目地在消除緊張、不安，舒緩肌肉，調整身心平衡。日常生活中，承受工作的壓力，或者必須在會議場合上台發表，緊張地發抖的時候，利用自律訓練法有助解決煩惱。

除此之外，自律訓練法還能夠培養集中力，並且對於心臟病、慢性胃炎、胃潰瘍、頭痛、肌肉痛、肩膀僵硬、失眠、陽痿、過敏性鼻炎等廣泛疾病具有治療效果。簡單介紹自律訓練法的內容如下：

首先採取最放鬆的姿勢，通常仰躺的訓練效果最好。

接著自我暗示「心情安定」，再藉由以下六條公式自我暗示，進行階段性的練習，如此便能期待前述的效果。

(1)「雙手雙腳沉重」（重感練習）

(2)「雙手雙腳溫暖」（溫感練習）
(3)「心臟寧靜規律的跳動」（心臟調整練習）
(4)「放輕鬆、慢慢的呼吸」（呼吸調整練習）
(5)「腹部、胃部附近溫暖」（腹部溫感練習）
(6)「額頭感覺清涼、心情很好」（額頭涼感練習）

自律訓練法是藉由六階段的自我暗示，創造出身體各部分的感覺，達到生理變化的目的。進展速度快的人，三個月就非常熟練了。

靜功是運用氣的感覺、氣的循環達到生理變化的目的，以維持身心平衡，促進身心健康。靜功的效果並不亞於自律訓練法。

以下介紹緩和緊張、放鬆身心、消除壓力、化解焦躁、不舒暢等狀態的五種自律氣功法。

自律氣功花費時間不長，利用公司休息時間、在公園的長椅上都可以練習。

自律氣功的運動量少，非常適合身體虛弱、時間不多、不喜歡運動的人練習，能夠期待事半功倍的效果。

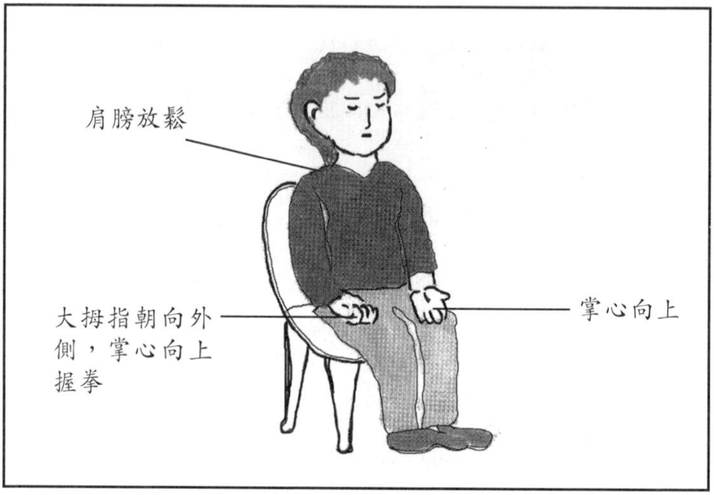

【自律氣功法1】

⑴肩膀放鬆、輕輕闔眼、慢慢吸氣，接著長長的吐息。

⑵雙手置於大腿上，左手掌心向上打開，右手掌握拳。

重複數次。

⑶想像從左手掌心吸入氣，逐漸往右手用力。

⑷右手用力握拳，力量到達極限，開始左手用力握，直到左右手承受相等的力量，一次動作約三十秒。

⑸最後用舒暢的心情放鬆，慢慢睜開眼睛。

大約三分鐘就能夠使氣充實。

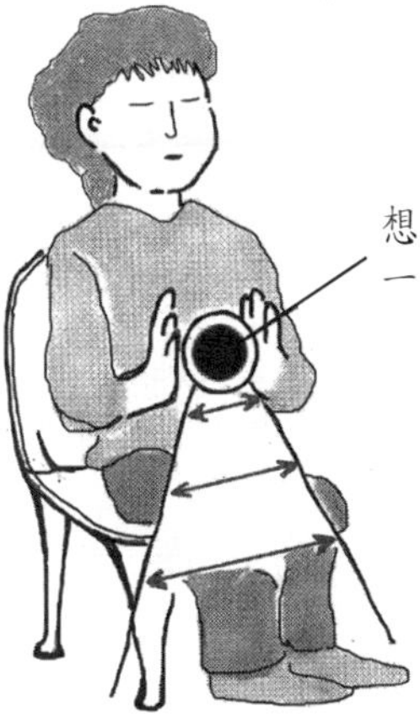

【自律氣功法2】

(1)輕輕閉上雙眼，緩慢地進行腹式呼吸。平常我們無意識採取的是胸式呼吸。腹式呼吸是下腹在吸氣的時候鼓起，吐氣的時候內縮。

(2)掌心相對保持二～三公分的距離，靜止一會兒，手掌會感覺溫暖。不容易感覺溫暖的人，可以輕甩雙手，想像手掌之間抱著一顆球。

(3)感覺溫暖後，慢慢擴大雙手掌心的間距至四～五公分，最後擴大至十～三十公分，依舊保持溫暖的感覺。

(4)間隔十～三十公分也感覺得到溫暖的情況下，雙手互握張開眼睛。

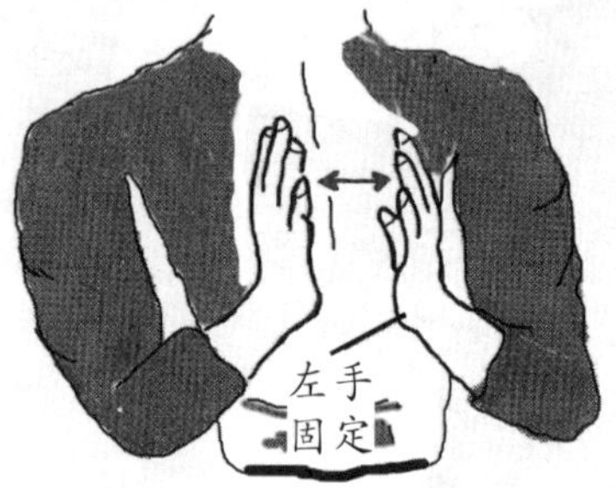
一開始兩掌間隔10公分，
右手掌反覆分開靠近。

【自律氣功法3】

⑴手掌靠在臉頰，感覺溫度的時候，雙手保持二十～三十公分距離，下降到身體前。

⑵右手用力握拳約三秒鐘，用力到手發抖的程度。肩膀及手臂不要出力，只有手肘以下用力。

⑶右手瞬間鬆開，靠近左手掌約十公分距離。

⑷左手固定不動，右手移動分開、靠近。

雙手感覺溫暖及彈力，便是氣充實的證據，練習三分鐘結束。

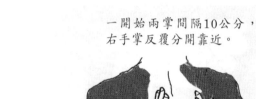

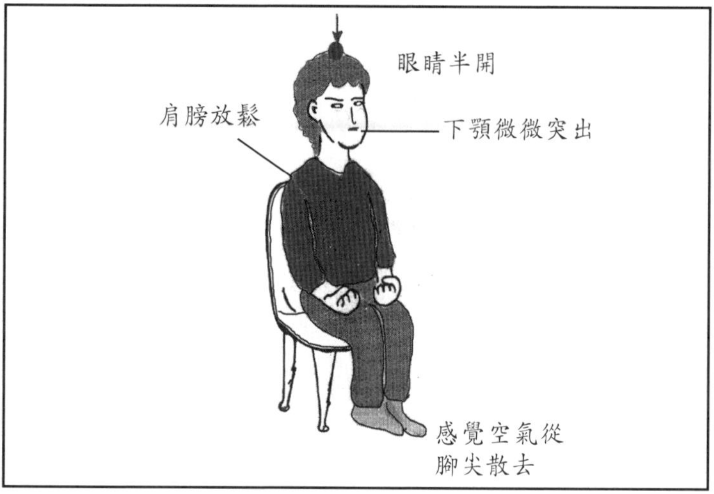
眼睛半開
肩膀放鬆
下顎微微突出
感覺空氣從
腳尖散去

【自律氣功法4】

(1)輕輕閉上雙眼，意識使用上眼皮。

(2)採取自然呼吸法，舒適地長吸～吐數次。

(3)想像頭頂吸入空氣，感覺用頭頂呼吸。

(4)這時候，感覺頭頂彷彿放著一顆球，直到感覺消失，恢復緩和的呼吸。

大約練習三分鐘便能夠使氣充實。

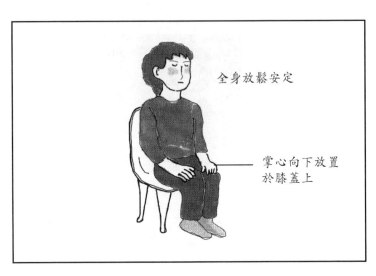

【自律氣功法5】

(1)輕輕閉上雙眼，全身放輕鬆，雙手置於膝蓋上。

(2)輕鬆舒適地呼吸。

(3)這時候彷彿了解膝蓋的構造，也有耳鳴的感覺。

(4)同時，雙手感覺溫暖，這便是氣充實的證據。

引導入靜的靜功

「入靜」是禪的用語，是氣功修練的第一關，也是極關重要的一關。心無雜念、精神集中、身心充實的安心境界。

入靜的狀態下，頭腦清晰、全身放鬆、寧靜欣快、疲勞漸消。有立即消除頭痛、肩膀僵硬的效果。

靜功（外靜內動）是引導入靜的最佳方法。在呼吸上只順其自然，不用意去支配。

古代禪僧入山修行，嚴守戒律、自我鍛鍊，達到天人一體的入靜狀態。佛家也稱入靜為入定，了悟的意思。

以下介紹中國人最常用，引導入靜的方法，放鬆功及站樁功。

■放鬆功

「放」是被解放的意思；「鬆」是全身輕鬆的狀態。

放鬆功可以稱為是靜功的基本，一切氣功的入門。想像「鬆」這個字，解除全身的緊張狀態，調整身心，藉此培養注意力、集中力，因為內心安定沉著，氣血（生命力）順暢，疏通經絡，增強體質，強化內臟的同時，也能夠預防、治療許多疾病。

最適合胃腸病、痙攣、心悸、高血壓、青光眼、哮喘、陽痿、圓形脫毛症等，因為緊張造成的疾病預防及治療。

【練習前的準備】

(1)場所：能「放鬆」的習慣場所，即使是擁擠的車廂內也可以，初學者盡量選擇心情安定，舒適的場所

(2)服裝：初學者最好解開腰帶、領帶、手錶等束縛身體的配件，穿著輕便的服裝。

(3)姿勢：初學者一般以仰躺，或者坐在椅子上練習最好，習慣了以後，站著也能練習。

(4)呼吸：自然呼吸即可。吸氣的時候，意守（意念注意）放鬆的部位（頭、肩等）；吸氣的時候，體會這部位放鬆的感覺。

【練習的方法】

放鬆功的練習方法不只一種，最大眾化的是「三線放鬆法」。

三線指的是身體的兩側、前、後三條線。

(1)身體兩側的線：頭部兩側——頸部兩側——兩肩—臂膀（手臂、手肘）——兩手——兩手手指的順序。

(2)身體前側的線：臉——頸部——胸部——腹部——兩腿的前部——膝部——脛骨——兩腳——兩腳腳趾的順序。

(3)身體後側的線：後頭部——頸部——背部——腰部——兩腿後側——兩膝內側——小腿肚——腳後跟——兩腳內側的順序。

這三條線的(1)～(3)分別按照以下的要領練習。

(1)的線，吸氣，意守頭部兩側；吐氣，感受這部位鬆弛。

鬢角感覺鬆弛，閉氣。

接著吸氣，意守頸部兩側；吐氣，讓這部位鬆弛。

配合鬆弛的動作，可以邊出聲唱「鬆」，也可以內心默念「放鬆」，想像消除緊張、舒暢的感覺。

沿著⑴的線，各部位放鬆之後，意識移至⑵的線，同樣各部位放鬆之後，⑶的線也同樣練習。

熟練「三線放鬆」之後，接著練習「分段放鬆」。

依頭部——頸部——兩肩——兩手——胸部——腹部——兩腳的順序，邊唱「鬆」邊練習，要領與三線放鬆相同。

分段放鬆從頭到腳熟練了以後，當頭部不舒適的時候，就可以只放鬆頭部。

【練習的注意事項】

熟練放鬆功的人，當兩手、兩腳放鬆的時候，會有溫暖的感覺。這是肌肉緊張解除、氣血充分循環的效果。

任何人只要每天練習，快則數週，便能體會全身悠然自得、心情安定沉著的舒暢感覺。

練習務必輕鬆自然，如果因為沒看見立即性的效果，便焦急的勉強練習，反而會招致反效果，讓自己更緊張，容易引發頭痛的症狀。

■站樁功

站樁是筆直站立的意思。站樁功是站立不動就感覺到氣，讓自己完全放鬆融入大自然。心神安定舒暢，屏除一切雜念。

身體各部位在有意識的情況下，保持自然不緊張，完全進入「鬆靜」的狀態。

禪宗的僧侶在坐禪冥想時，神志寧靜半開眼，從清醒狀態進入到似睡非睡、似醒非醒的特殊狀態，在這種狀態下，練功的人知道自己在練功，腦波測出放鬆的 α 波。能夠配合自己的意念全身放鬆，便是了悟的境界，站樁功與此類似，身心「鬆靜自然」。

【練習前的準備】

服裝盡量輕便，心情輕鬆舒暢。

選擇安靜的場所，早晨的公園最合適。

【練習的方法】

兩腳與肩同寬，膝蓋微彎站立（膝蓋不要突出於腳趾前）。

依照下列順序練習。

(1)目視前方，輕輕闔眼。這時候特別注意眼睛不要用力，不是凝視，單純放空的感覺看著前方。

(2)舌尖輕輕頂住上齶，嘴唇自然微開（似開非開的程度）。

(3)頭頂的百會穴彷彿繫著一條繩子，將自己往上拉的感覺，筆直站立。

(4)肩膀放鬆，手肘微彎，腋下維持大約一顆乒乓球的空隙。

(5)背部打直、擴胸。

(6)輕收小腹，不要讓腹部突出，但這時候也不可以使力。

(7)使腰部周圍放輕鬆，可能必須花一段時間才能夠清楚地感覺到，耐心持續練習，一定能夠體會放鬆的感覺。

(8)縮肛，臀部自然收縮，採取不要刻意用力的站樁姿勢。

(9)保持以上姿勢，全身自然放鬆，體會氣的存在，自己與大地及天空融合為一。(1)~(8)的練習，務必屏除一切雜念。

辨症狀選功

■高血壓

(1)自然站立，兩腳分開與肩同寬，兩臂從體側慢慢抬起與肩平，同時吸氣，並意想氣從勞宮穴進入體內，默念「靜」字。

(2)鬆肩垂肘，兩掌心相對，兩臂伸向前與肩同寬，同時呼氣，並意想氣從勞宮穴沿兩臂內側至膻中穴，默念「鬆」字。

(3)自然呼吸，兩手掌心向下，鬆肩垂肘緩慢下沉，同時兩膝微彎，中指尖對準湧泉穴。意想氣從膻中穴經丹田、會陰穴至湧泉穴。

(4)慢慢起立，靜站片刻，將以上動作重複做十五～二十次，每天練一～二遍。

■低血壓

(1)搓手擦面：

站立或坐式，兩手心互搓二十～三十次，產生熱感後，微閉目，將手掌心貼於面部，輕輕擦拭同洗臉，做三十二次。隨後睜眼，自然呼吸，意守丹田。搓手時注意勞宮穴和十指尖。

⑵叩玉枕，揉風池：

用兩手心掩耳，肘與肩平，兩食指相對，貼按玉枕穴處，自然呼吸。吸氣時將食指搭在中指的指背上，呼氣時以食指向下滑動的彈力輕輕叩擊玉枕穴，咚咚響，如聞擊鼓聲。

做三十二次，再以食、中、無名指腹從玉枕穴向下導引風池穴，並適度揉按風池穴，做三十二次。

■心臟病

⑴自然站立，手心朝下，邊吸氣邊抬高至肩膀的高度。

⑵抬高到肩膀後，兩手手心轉為朝上。

⑶彎曲兩手手臂，將兩手放在額頭前，中指碰觸在一起勿彎曲。

⑷慢慢放下兩手至丹田處，一邊發出「呵」的聲音，一邊吐氣。

⑸此動作要保持嘴巴半開，舌底下齶，做六～三十六次。

■腰痛

(1)用拳頭敲擊腰部（可直接敲擊痛處）。

(2)在屋內慢慢以後退步伐繞圈子走。

(3)開始時約走五十步，然後增加為三百步，一天做二～三遍。

(4)再由腎臟開始朝尾椎骨按摩，以拳頭刺激腎俞穴（在腰背部，第二腰椎下旁開一・五寸），連續做二遍。

■糖尿病

(1)彎曲兩膝略微蹲下，手心朝下。

(2)兩手臂相對碰觸。

(3)邊吐氣，兩手邊朝腹部兩側張開至肩膀寬幅。

(4)兩手手心轉為相對，一邊吸氣一邊將兩手朝丹田前接近。

(5)縮小腹並提高肛門，重複(2)～(4)動作九次。

(6)然後兩手高舉至膻中穴前。

(7)守心轉向前方，一邊吐氣，一邊將手在肩膀處張開，同時縮小腹。

(8)兩手手心相向，一邊吸氣一邊將兩手向膻中穴接近。縮小腹同時提肛，

(6)～(8)動作重複九次。

(9)邊吐氣，邊兩手抬高至上丹田（眉間）。

(10)兩手手心轉向正前方。邊吐氣邊張開兩手，同時縮小腹。

(11)手心朝外伸展，再翻轉手心，兩手相互接近，一邊吸氣，一邊靠近上丹田的前方，同時縮腹，閉肛並提肛。(9)～(11)動作重複九次。然後靜立收功。

■失眠、壓力、焦躁

(1)盤腿而坐，左後腳跟置於上方，想像鼻頭與丹田相通，手心置於膝上。

(2)上半身由右轉向左方，低頭時吐氣。

(3)再由左慢慢的轉回。抬頭時吸氣。完成後回復原來的位置。

(4)動作要緩慢，情緒要保持平衡，全身不要出力。照(1)～(3)動作做三十六次。

(5)再次盤腿而坐，右腳置於上，手心放在膝蓋上。放輕鬆，全身不可使力。

(6)一邊緩慢吐氣，由左朝右旋轉，每轉一圈大約需要二十秒，做三十六次。

水。

■感冒、鼻炎的預防

⑴準備一盆水，最好是溫水。

⑵摩擦兩手大拇指內側，使其發熱。

⑶將發熱的大拇指內側靠在鼻子兩旁，上下重複摩擦二十一下。

⑷壓住左鼻孔，用右手心掏水，利用右鼻孔吸氣時將水吸入。再由口中吐出水。

⑸左鼻孔也用同樣方法做一次。以上重複做三次。

⑹然後摩擦鼻子，將手心略彎成山形，摩擦鼻子一分鐘。剛開始會流出鼻水，一天做二遍，連續做一～二個月。

後記

對一般人來說，要理解「氣」是不易的，因為它不僅存在著理解和體驗的差異，而且還存在著文化、語言、宗教的差異。

不知道從什麼時候開始，我們成為科學至上主義者，一切無法用科學說明的事象，便被歸類於「非科學」。

一旦被貼上非科學的標籤，便被當成無價值的事物對待。

中醫也因為被貼上非科學的標籤，導致發展遲緩。

中醫不著重探討「為什麼治癒」，只在乎「治癒」的事實，頭痛的問題解決、腹脹的症狀消失等，身體感覺輕鬆舒暢，能夠正常的過日子，這就是健康。

有實證不需要理由，生病的人恢復健康才是王道。

歡迎至本公司購買書籍

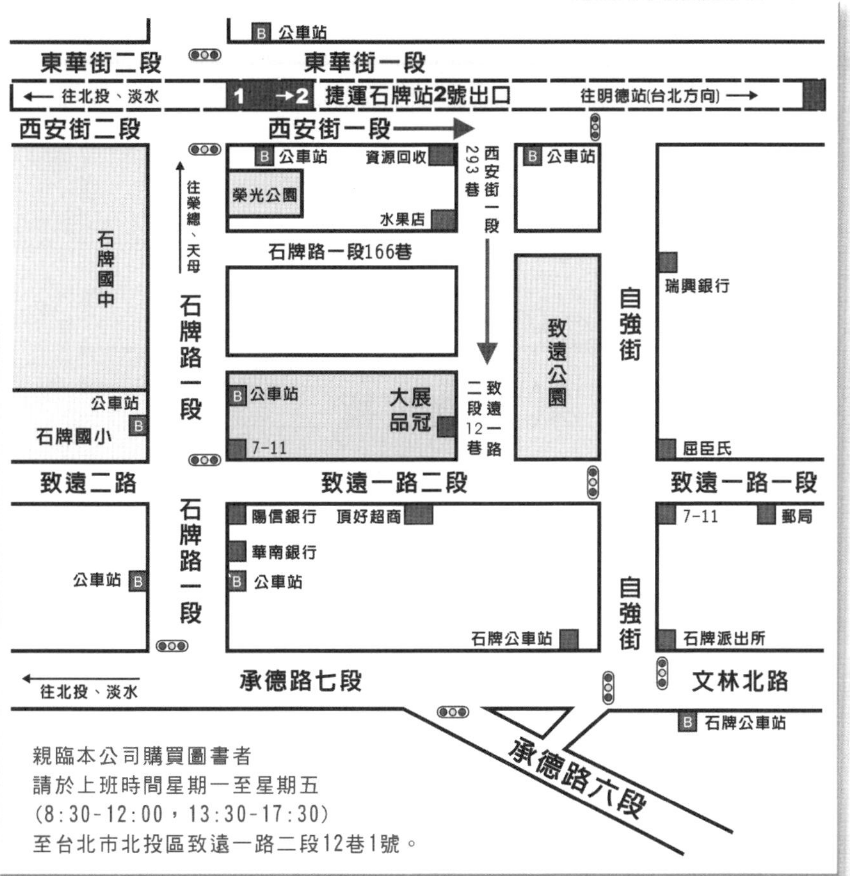

建議路線

1.搭乘捷運

淡水信義線石牌站下車，由月台上二號出口出站，二號出口出站後靠右邊，沿著捷運高架往台北方向走(往明德站方向)，其街名為西安街，約80公尺後至西安街一段293巷進入(巷口有一公車站牌，站名為自強街口，勿超過紅綠燈)，再步行約200公尺可達本公司，本公司面對致遠公園。

2.自行開車或騎車

由承德路接石牌路，看到陽信銀行右轉，此條即為致遠一路二段，在遇到自強街(紅綠燈)前的巷子左轉，即可看到本公司招牌。

國家圖書館出版品預行編目資料

起死回生氣療養生術／李芳黛 編譯 ； 郭伊瑩整理.
——初版——臺北市，品冠文化，2018[民107.03]
面；21公分——（壽世養生；29）
ISBN 978-986-5734-76-3（平裝）
1.氣功
413.94　　　　　　　　106025447

起死回生 氣療養生術

編 譯 者／李　芳　黛
整　　理／郭　伊　瑩
發 行 人／蔡　孟　甫
出 版 者／品冠文化出版社
社　　址／台北市北投區（石牌）致遠一路2段12巷1號
電　　話／(02) 28233123・28236031・28236033
傳　　真／(02) 28272069
郵政劃撥／19346241
網　　址／www.dah-jaan.com.tw
E-mail／service@dah-jaan.com.tw
登 記 證／北市建一字第227242號
承 印 者／傳興印刷有限公司
裝　　訂／眾友企業公司
排 版 者／千兵企業有限公司
初版1刷／2018年（民107）3 月

定　價／220 元

大展好書　好書大展
品嘗好書　冠群可期

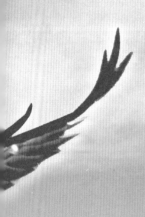

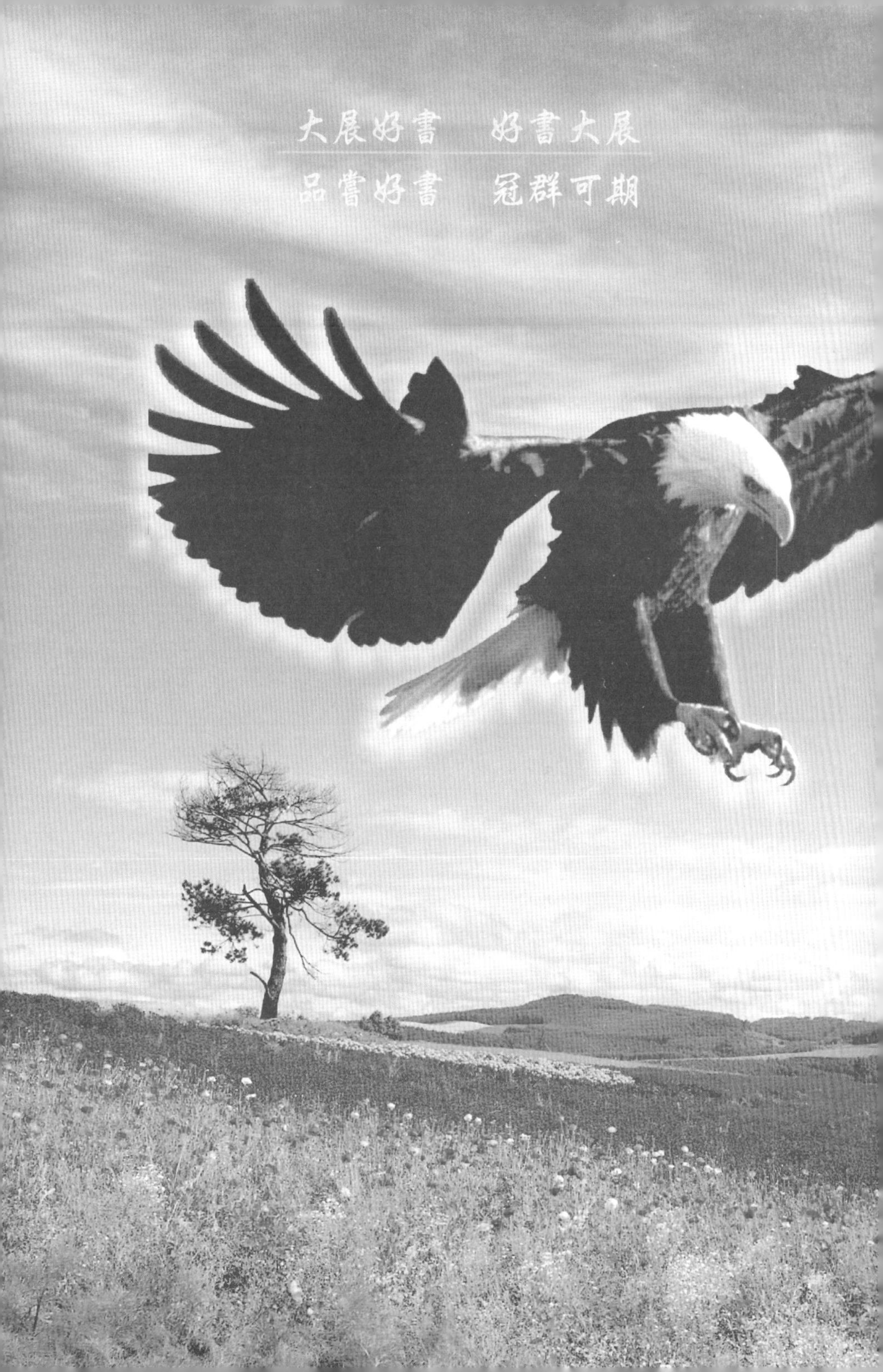
大展好書　好書大展
品嘗好書　冠群可期